少儿百科全书

奇妙的身体

[英] 丽莎·里根◎著　陈伯雨　党　清◎译

韩文智◎主编

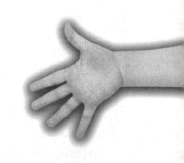

THE HUMAN BODY IS AWESOME!

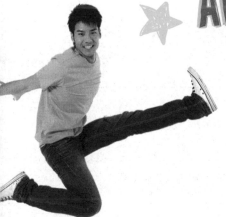

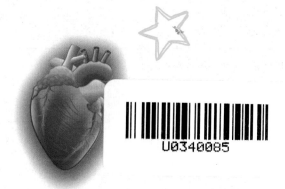

U0340085

甘肃科学技术出版社

甘肃·兰州

图书在版编目（ＣＩＰ）数据

少儿百科全书. 奇妙的身体 ／（英）丽莎·里根著；陈伯雨，党清译；韩文智主编. -- 兰州 ：甘肃科学技术出版社，2022.3 （2024.5重印）

ISBN 978-7-5424-2929-2

Ⅰ. ①少… Ⅱ. ①丽… ②陈… ③党… ④韩… Ⅲ. ①科学知识－少儿读物②人体－少儿读物 Ⅳ. ①Z228.1 ②R32-49

中国版本图书馆CIP数据核字(2022)第001930号

少儿百科全书·奇妙的身体

SHAOER BAIKE QUANSHU QIMIAO DE SHENTI

［英］丽莎·里根　著　陈伯雨　党　清　译　韩文智　主编

责任编辑　陈　槟

编　辑　贺彦龙

封面设计　胡凯雯

版式设计　曹　妍

出　版　甘肃科学技术出版社

社　址　兰州市城关区曹家巷1号　730030

电　话　0931-2131575（编辑部）　0931-8773237（发行部）

发　行　甘肃科学技术出版社　　　印　刷　河北环京美印刷有限公司

开　本　787毫米×1092毫米　1/16　　印　张　8　字　数　150千

版　次　2022年12月第1版

印　次　2024年5月第2次印刷

书　号　ISBN 978-7-5424-2929-2　　　定　价　28.00元

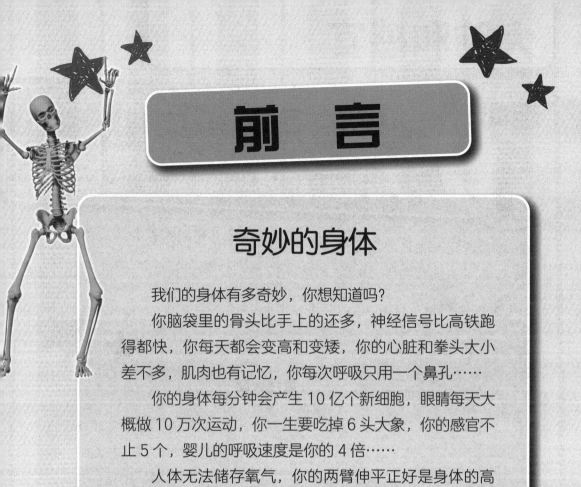

前 言

奇妙的身体

我们的身体有多奇妙，你想知道吗？

你脑袋里的骨头比手上的还多，神经信号比高铁跑得都快，你每天都会变高和变矮，你的心脏和拳头大小差不多，肌肉也有记忆，你每次呼吸只用一个鼻孔……

你的身体每分钟会产生 10 亿个新细胞，眼睛每天大概做 10 万次运动，你一生要吃掉 6 头大象，你的感官不止 5 个，婴儿的呼吸速度是你的 4 倍……

人体无法储存氧气，你的两臂伸平正好是身体的高度，青春期会重塑你的大脑，牙齿可以暴露一个人的年龄，肝脏可以再生，人体会在 25 岁达到巅峰状态……

身体这么近，认知那么少，快来了解其中的奥妙吧。

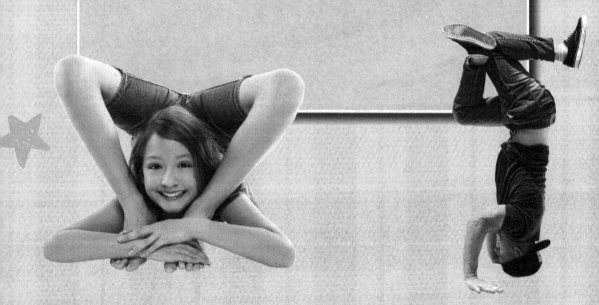

大脑和感官

趣闻 1 神经信号跑得比火车还快

神经系统是人体内的信息网络，负责将信号传递到全身各处。一个信号从脚底传至大脑只需要0.02秒，相当于300千米/小时的速度，比高速行驶的列车还要快。

脊髓从脑部一直延伸到后背，并始终处于脊椎的保护之下。

直达大脑

眼睛、鼻子、耳朵、嘴巴和皮肤布满感觉神经——它们收集信号，并传给由大脑和脊髓组成的中枢神经系统。新的指令从那儿反馈回来，通过运动神经，传递给身体各处的肌肉。

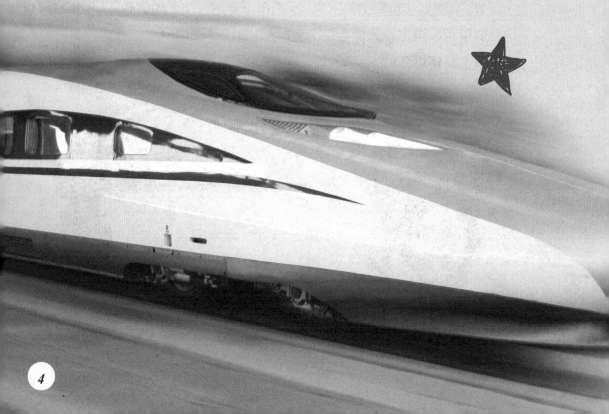

条件反射

中枢神经系统接收身体各处传来的信号，并做出相关反应，让人能够活动身体、规避危险、进行思考、做出计划等。有些反应直接由脊髓控制，不经过大脑，比如当你碰到滚烫的东西时，会不假思索地把手抽回来。

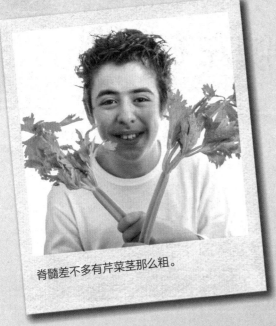

脊髓差不多有芹菜茎那么粗。

发送信号

神经以不同的方式控制着我们的身体。当你玩滑板时，神经系统会指挥全身肌肉，使你能一边向前滑行，一边保持平衡并控制速度。如果一条狗突然冲了出来，你的眼睛首先将这一情况传给大脑，大脑立刻送出电脉冲，调整肌肉活动，避免一场人狗相撞的惨剧。

坐骨神经是人体最长的神经，从脊椎末端一直延伸到脚趾。

掌控全局

肌肉接收信号，并不一定要经过大脑，有些是在你不经意的情况下进行的，包括心跳、呼吸、消化食物等。自主神经系统分为两种，分别以相反的方式影响着我们的身体：一种是交感神经系统，负责将血液输送到肌肉和肺部，让你运动起来；另一种是副交感神经系统，负责减少你的运动，让身体得到休息，精力得以恢复。

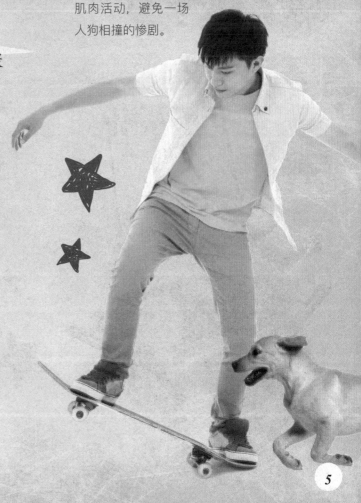

5

你的大脑左右颠倒

脑分为左、右脑两部分，有趣的是，左脑控制右半边身体的活动，右脑则控制左半边身体。比如你现在挥动左手，辛苦的其实是右脑。

大脑外围

大脑看上去皱皱巴巴的，最外面那层叫作大脑皮质，由大量脑细胞组成。大脑皮质分为不同区域，每个区域都有独特的职责和功能。大脑皮质是人脑最主要的部分，不仅储存着我们的记忆，还负责产生思想，控制身体运动。

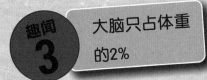

趣闻
3
大脑只占体重的2%

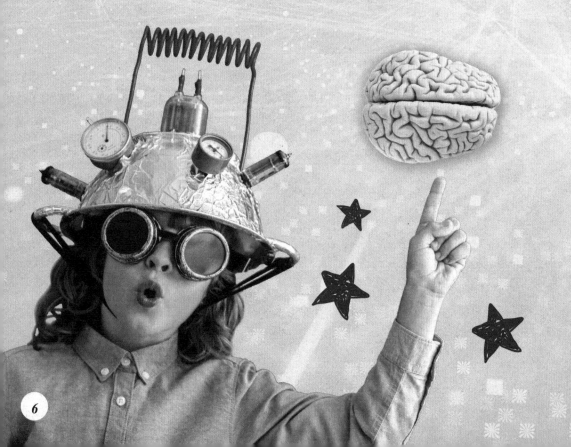

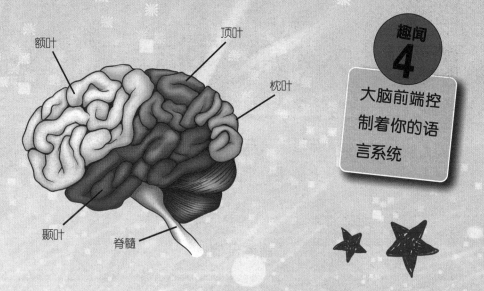

额叶　顶叶　枕叶　颞叶　脊髓

趣闻
4
大脑前端控制着你的语言系统

智慧结晶

　　大脑皮质可以划分为四部分，它们被统称为脑叶，分别处理不同的信号。大脑前端被称为额叶，负责帮你做出大小决策，打造你的独特人格，并且为你想出各种好点子。其他三部分主要负责接收感官信息，其中枕叶负责视觉，颞叶负责听觉和理解，顶叶负责触觉，并能感知温度，察觉味道。

意外发生后

　　科学家对大脑的理解，很多是从病例研究中得来的。事故与疾病会导致大脑损伤，从而改变一个人的性格，并影响他们说话、行走和记忆的能力。若大脑供血不足，患者就会中风，如果受损的是左边的大脑，患者就无法移动右臂，甚至整个右侧身体。

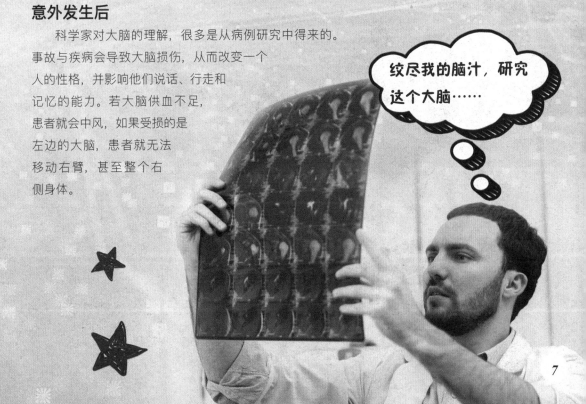

绞尽我的脑汁，研究这个大脑……

大脑很贪吃

人是铁，饭是钢。你吃下的东西会转化成能量，驱动肌肉运动，保障重要器官的正常运行。大脑是其中胃口最大的，它消耗了人体五分之一的能量。

海量信息

大脑里的神经细胞叫作神经元，大概有 1 000 亿个之多。它们个头儿非常小，整日里忙忙碌碌。它们以 200 次／秒的速度收发信号，这需要消耗很多能量。神经元长得很像某种疯狂的海洋生物。一个信号想从大脑传递到身体某处，需要依次从神经元的某个小触手传到下一个小触手。这种触手被称为树突，与成千上万个神经元都有连接。

神经元

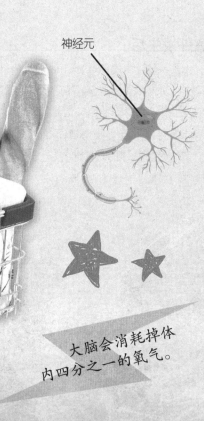

大脑会消耗掉体内四分之一的氧气。

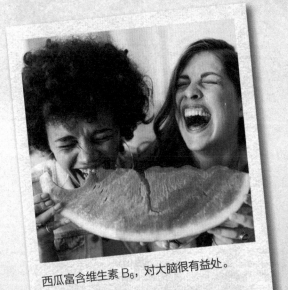

西瓜富含维生素 B_6，对大脑很有益处。

益智食物

　　大脑真的很贪吃，那么该喂它什么呢？这里有一些健康饮食建议，对大脑十分有益：种子和坚果富含维生素 E，可以保护神经细胞；油脂丰富的鱼类，例如鲑鱼，含有很多 $\Omega-3$ 脂肪酸，能提高神经元的工作效率；粗粮能让你注意力更加集中，而蓝莓可以提高记忆力。

脑力锻炼

　　如果你是一个活泼好动的人，那么你的肌肉和大脑会摄入更多的能量。仅仅是接住橄榄球这样简单的运动，都能提高大脑的活跃度。你需要判断球往哪儿飞、胳膊朝哪儿伸、手指怎样曲张、如何控制身体平衡、如何改变运动方向、如何起跳、如何落地等。这些活动都会增加大脑的能量消耗。

更新与重生

　　人体许多细胞都相当短命，通常几天或几个星期就会死亡，继而被新的细胞取代。然而，脑细胞却不是这样。为什么呢？主要是因为脑细胞储存着大量的信息，包括知识、技能和记忆。如果神经元没有了，这些信息会一起丢失，大脑将一片空白。

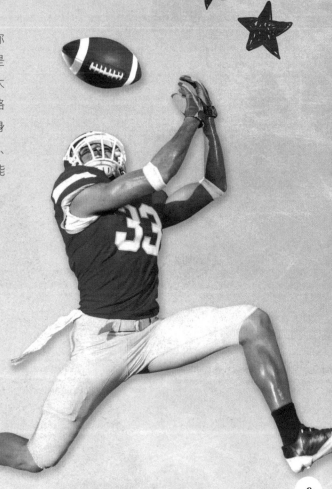

长途飞行会让你健忘

一口气飞过大半个地球后，人的睡眠和生物钟会紊乱。对商人和空乘人员来说，频繁的长途飞行可能会对他们的记忆力产生长期的不良影响。

记忆的产生

记忆起始于大脑中一个名叫"海马体"的小小组成部分，它负责储存各种知识、事实和技能，包括背诵过的国名、地名，以及弹奏吉他的方法。研究发现，时差反应会妨碍这一区域的细胞生长。

歌曲储存在大脑的另一个地方，和其他记忆区分开来

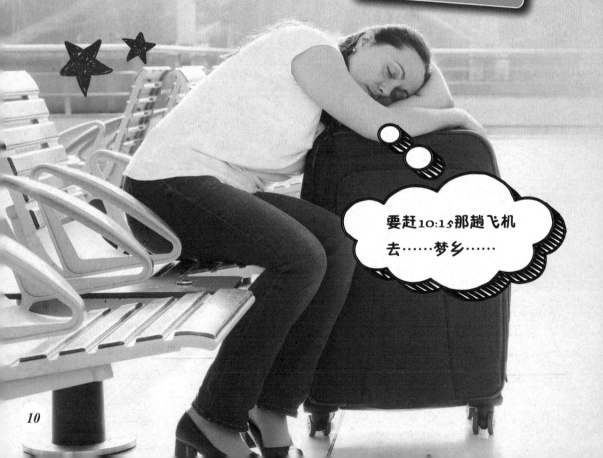

要赶10:15那趟飞机去……梦乡……

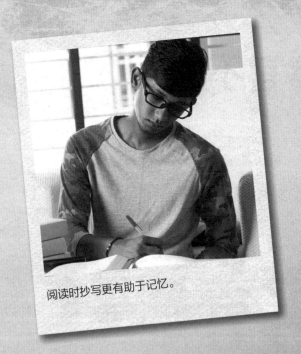

阅读时抄写更有助于记忆。

长期记忆与短期记忆

新信息以短期记忆的形式暂时停留在大脑里，例如临时听到的电话号码。当信息从海马体导入大脑其他部分，就会变成长期记忆。你所获得的知识和信息，一半是通过眼睛得来的，包括读过的书、看到的一屋子人、目睹的事件等；另一半则来自其他感觉器官。

趣闻 **8**
短期记忆只会保存20~30秒，之后要么转为长期记忆，要么被彻底遗忘

不用就消失

大脑会不会满到无法再装新的东西呢？简而言之，不会。你永远不可能用尽脑容量，因为它太大了。经常用到的信息会记得很牢，长久不用的知识就会被淡忘。阿尔茨海默病等疾病会攻击海马体，损害病人的短期记忆能力，让他们记不住某件东西放在哪里、自己一个小时前在干什么等。

唱出来

反复温习可以巩固记忆，因此多看几遍课堂笔记能够帮你考出好成绩。有时听到一首多年前的歌，你居然还记得歌词，也许就是因为当时听了千百遍。如果跟着唱出来，你还会记得更清楚。

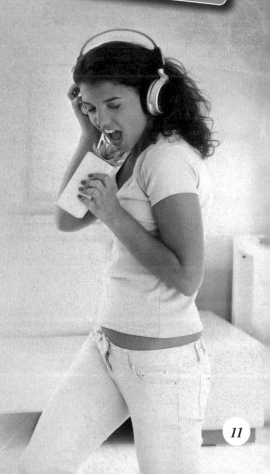

你的感官不止 5 个

早在几千年前，伟大的思想家亚里士多德就提出了"五官"这个概念。后来，我们意识到，人体还有许多别的途径来感知身体内外发生的一切。

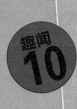

趣闻 10

科学家原以为舌头的不同区域负责感知不同的味道，现在我们知道，所有的味蕾都有相同的功能，什么味道都能尝出来

其他感官

其实，亚里士多德未必认为人类只有五种感官，他这样划分只是为了写作方便而已。然而现在，五官的概念还是广为流传，即视觉、听觉、味觉、嗅觉和触觉。当眼、耳、舌、鼻、皮肤上的神经将接收到的信息传给大脑，"感觉"就产生了。然而人体是如此复杂，我们感受到的细微变化远不止这些，还包括温度、平衡、疼痛，以及各种内在需求，例如饥饿、口渴和上厕所的欲望等。

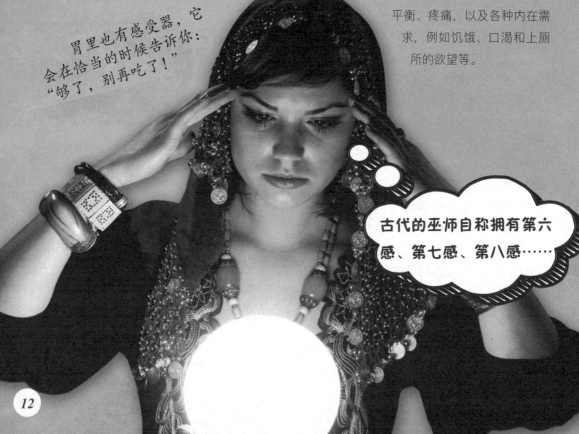

胃里也有感受器，它会在恰当的时候告诉你："够了，别再吃了！"

古代的巫师自称拥有第六感、第七感、第八感……

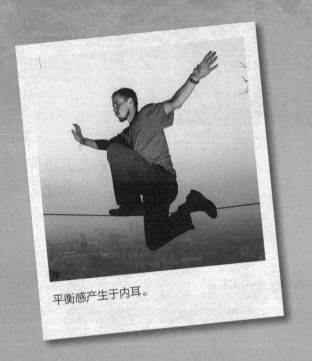

平衡感产生于内耳。

情况复杂

科学家并不确定人一共有多少种感觉器官，但无疑比五种要多一些。视觉就可以再细分为两种。人的眼睛里有两种视觉细胞。其中杆状细胞能让我们在暗处分辨出物体的轮廓，捕捉物体的移动状况；锥状细胞则让我们在光线充足的情况下辨认出红色和蓝色。耳朵负责听觉，但耳朵里面还有平衡感应器，能及时将位置变化的信息传递给大脑。

敏感的皮肤

触觉来源于皮肤，那上面不同的接收器负责处理不同的信息，因此冷、热、痛、痒的感受不会混在一起，它们被分别归到大脑的不同感知区域。

超级感官

我们还能感受到身体各部分之间的联系，这被称为本体感觉。即使你闭着眼睛，也能顺利摸到自己的脚趾，并且毫无困难地把双手的食指指尖碰到一起。这种能力可以通过杂耍或单脚平衡训练来提高。

趣闻 11

当身体感知到"痒"，就知道是皮肤出事了

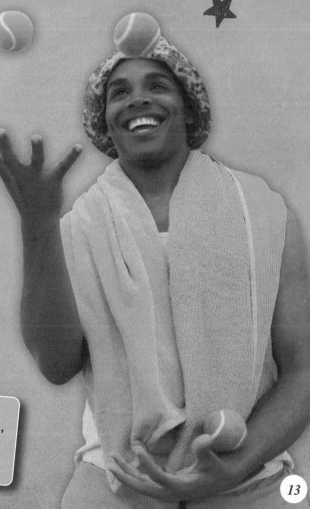

你的鼓膜差不多有一片指甲那么大

你脑袋两侧支棱出来的那两片，只是"耳朵"的一小部分而已，还有另外一半隐没在暗处，默默地帮你处理各种声音。鼓膜位于内耳，那里有人体最细小的骨头和肌肉。

颤动不止

耳朵外露的部分被称为耳郭，负责收集附近的声音。声波顺着耳道传到鼓膜，引起鼓膜震动。这小小的一片薄膜实在是构造学上的奇迹，它能保护脆弱的内耳不受巨大声响的冲击，同时让重要的声音凸显出来，这样你就可以在嘈杂的背景声中听取所需要的信息了。

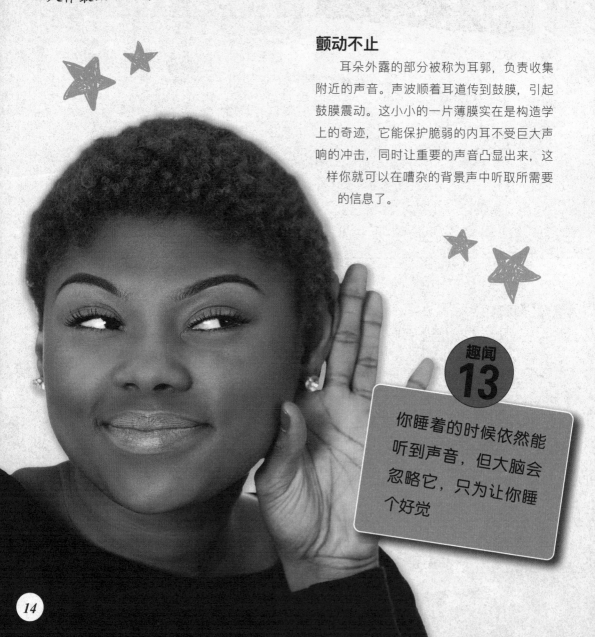

你睡着的时候依然能听到声音，但大脑会忽略它，只为让你睡个好觉

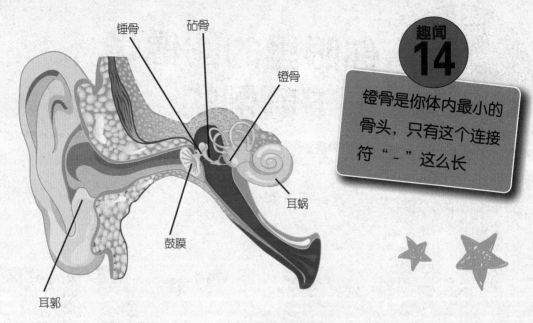

锤骨　砧骨

镫骨

耳蜗

鼓膜

耳郭

听力范围

声音通常用赫兹（Hz）来衡量，指声波每秒钟震动的次数。一般来说，人类的听力范围是 20 ~ 20 000 赫兹。狗能听到高达 45 000 赫兹的声音。大象虽然长着蒲扇般的大耳朵，但它只能听到 16 ~ 12 000 赫兹的声音。

能听见吗

听力缺陷有些是天生的，有些则随着年龄的增长逐渐出现。耳朵里的器官比较脆弱，很容易受到感染、外伤或巨响的损害。人老了以后，听力往往会变差。在耳后或耳内佩戴助听器，能放大声音，提高听力。

耳朵内部

内耳里面长着三根细小的骨头，即锤骨、砧骨和镫骨。鼓膜震动时，这三根骨头会将振幅放大，并将其传递到耳蜗。顾名思义，耳蜗的形状就像个蜗牛壳，上面布满细小的绒毛。绒毛运动会产生神经信号，大脑接收到信号之后，就能解析我们听到的声音。

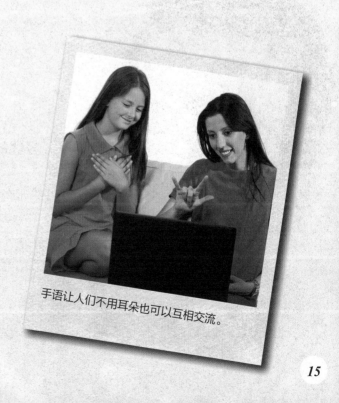

手语让人们不用耳朵也可以互相交流。

你眼里的图像是上下颠倒的

当你环顾四周，光线从你面前的事物上反射回来，进入你的眼睛，在眼球后方形成图像。这时的图像是上下颠倒的，但大脑可以巧妙地将它摆正。

近视患者的眼球前后轴伸长，他们看不清楚远处的东西。

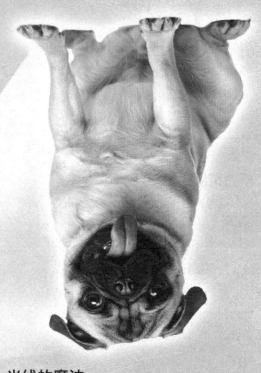

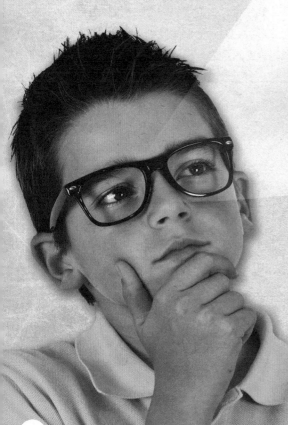

光线的魔法

视网膜位于眼球后方，上面的细胞对光线非常敏感，这些细胞负责将视觉信号传递给大脑。当光线通过晶状体进入眼球，会在视网膜上生成上下颠倒的图像。晶状体的形状可以改变，便于折射光线，聚焦远近不同的物体。

左右眼影像

　　光线进入眼睛，要经过眼睛正中的一个小黑孔，即瞳孔。它可以通过放大来容纳更多光线，而当外界过于明亮时则会缩小。这种变化受虹膜上的微小肌肉控制。你左眼和右眼看到的影像会有细微差别，大脑以此构建出三维立体空间，并判断物体的距离是远还是近。

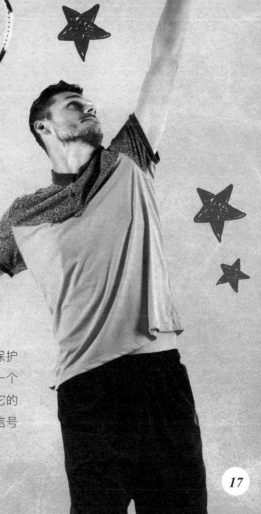

大部分动物的眼睛长在头部两侧，无法像人类一样判断物体距离的远近。

一个人倍感无聊时，瞳孔就会缩小。

仰望星星

　　视网膜上有两种感光细胞，即杆状细胞和锥状细胞。锥状细胞在光线充足的情况下状态最佳，它们能帮你分辨出红色、蓝色和绿色。杆状细胞主要在暗处发挥作用，负责辨别物体的轮廓等。如果你想看清楚远方的星星，不妨用眼角的余光去看，因为杆状细胞都分布在视网膜的边缘。

紧密追踪

　　我们俗称的"眼白"学名为巩膜，是一层结实的保护壳。它连着眼部肌肉，能让眼球灵活转动。当你盯着一个运动的物体，比如空中飞行的网球，你的眼睛会追踪它的轨迹，同时大脑不断预测它的去向，以此来弥补视觉信号传至大脑的延迟，而这一切都是在瞬间完成的。

你饿的时候，嗅觉会变得更加灵敏

你的身体需要进食时，嗅觉就会分外敏锐。大脑给鼻子下达指令，刺激嗅觉神经，让你更快地追踪到下一顿饭的着落。

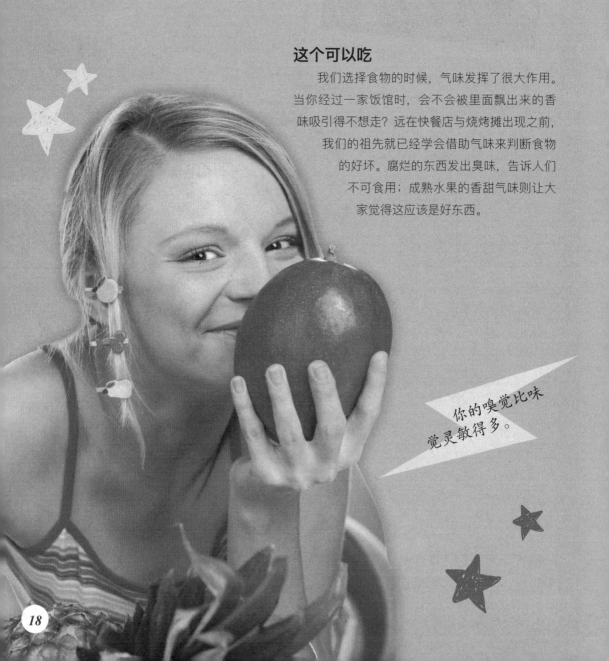

这个可以吃

我们选择食物的时候，气味发挥了很大作用。当你经过一家饭馆时，会不会被里面飘出来的香味吸引得不想走？远在快餐店与烧烤摊出现之前，我们的祖先就已经学会借助气味来判断食物的好坏。腐烂的东西发出臭味，告诉人们不可食用；成熟水果的香甜气味则让大家觉得这应该是好东西。

你的嗅觉比味觉灵敏得多。

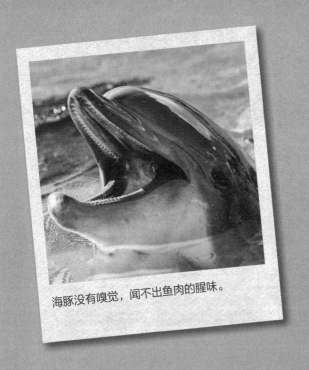

海豚没有嗅觉，闻不出鱼肉的腥味。

气味的学问

我们闻东西时，会用鼻子摄取空气中的分子，例如屋里四处飘散的热巧克力香气、从远处大火中飘来的有毒烟雾等。然后，感官细胞会将电脉冲信号送到大脑中一个叫作"嗅球"的地方，而这种信号会在那儿被转化成我们能够识别的气味信息。有趣的是，海豚与虎鲸脑子里没有嗅球，因此科学家推测它们都没有嗅觉。

闻起来很好吃

嗅觉和味觉紧密相连。当你鼻子不通气的时候，食欲也会大打折扣。咀嚼食物会让大量气味从嘴巴后方传到鼻腔，送给大脑额外的信号，从而增强了食物的美味体验。

分外灵敏

有些人的鼻子生来比较敏感，对花粉或尘埃反应剧烈。有些人拥有超乎寻常的嗅觉，能更好地分辨不同的气味。这是一种宝贵的天赋，尤其是对于厨师。归根结底，一个人嗅觉的灵敏度取决于鼻子里气味接收器的数量，以及大脑解析气味信号的能力。

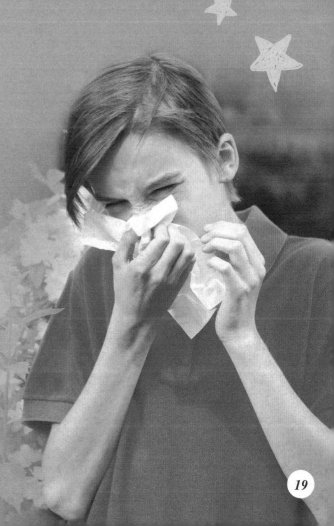

你和奥运会选手的速度一样快

不谈跑步速度，只比较体内一些器官的工作效率，比如眼睛里的肌肉群，你和奥运会短跑选手没有任何区别。当遇到危险时，每个人的本能反应速度也差不多。

反应迅速

各种感官能保护你不受外界的伤害。着火时，你能闻到危险的味道，也能感觉到某种物体是不是滚烫。如果不小心摸到锅炉这样高温的物体，无论是顶级短跑运动员还是普通人，都只需要 0.1 秒的反应时间就能控制肌肉，马上把手缩回来。

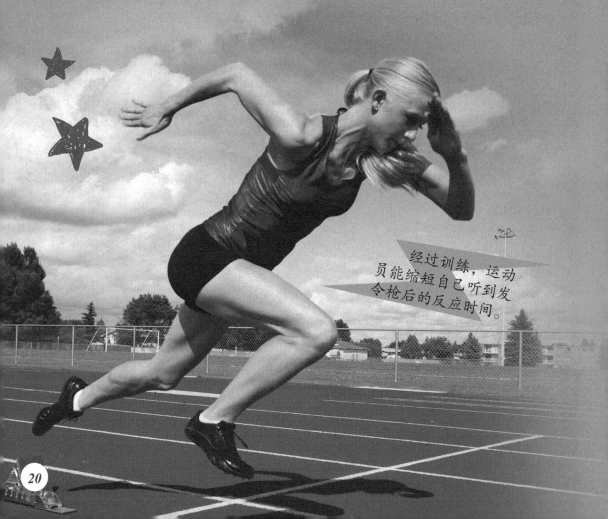

经过训练，运动员能缩短自己听到发令枪后的反应时间。

尖锐或柔顺

皮肤是跟触觉相关的主要器官。触觉感受器会将信号传给大脑，让你充分了解身外的世界。不同的感受器负责处理不同的感觉，例如冷与热，震动与瘙痒，物体表面的粗糙、柔顺、滑溜或黏腻等。

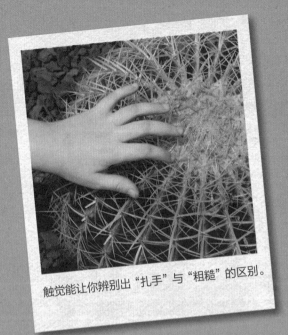

触觉能让你辨别出"扎手"与"粗糙"的区别。

大脑会自动过滤掉那些无关紧要的触觉，比如衣物和皮肤之间的摩擦。

疼痛与愉悦

皮肤负责感知疼痛的感受器是最多的，不过它们在全身的分布情况并不相同，因此一些部位会比其他地方更敏感。嘴唇、舌头、脸颊、手指和脚底比较怕痛，手臂、腿部、躯干，尤其是后背就相对迟钝一些。

异样感受

触觉通过神经系统被传至大脑，但有时这个通道会因受损而暂时堵塞。如果你枕着胳膊睡觉，就会挤压神经和血管，影响血液流通与供氧，造成胳膊发麻。当你醒了，让胳膊上的压力消失时，血液一拥而入，神经系统也会迅速投入工作，这时你就会感到针扎一样的痛痒或酥麻。

队员之间的肢体互动有助于增进团结，让队伍取得更多胜利。

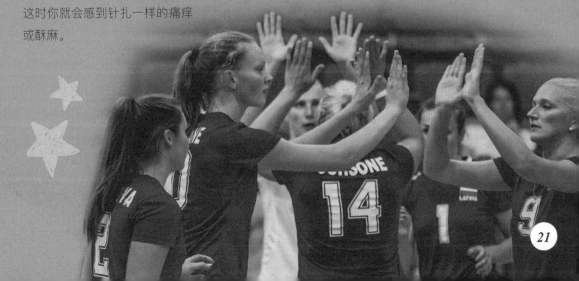

有时你会越睡越累

睡眠能让身体得到休息，有助于成长并恢复体力。但对于有些人来说，夜晚却很不平静，他们在睡梦中大喊大叫、手舞足蹈、四处乱走，真是比醒着时还要疲劳。

睡眠不足会增加你的食欲，造成饮食过度。

噩梦一场

睡眠紊乱真可谓噩梦一场。患有"快速眼动睡眠障碍征"的人会在梦里演电影，例如原地打转、不断叫喊、拳打脚踢等，有时甚至还会梦游。

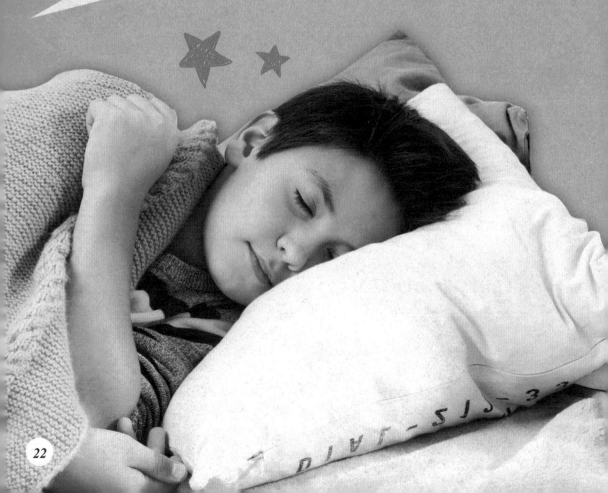

移动与摇摆

"快速眼动"指的是眼球迅速抽动游移的现象。人睡着以后，大脑会停止体内其他肌肉的活动，这可能是为了让身体安静下来，免于在睡梦中受伤。睡眠总共分为五个阶段，快速眼动睡眠就是其中之一，这是我们做梦的时间，约占整个睡眠时间的四分之一。

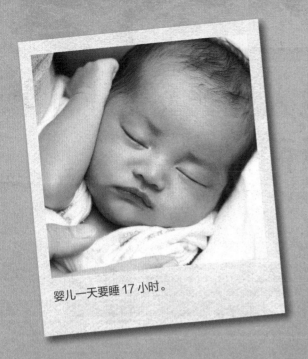

婴儿一天要睡 17 小时。

聋哑人有时会在睡梦中打手语。

睡个好觉

睡不好觉会对大脑与免疫系统造成影响，使得注意力、记忆力和解决问题的能力下降，同时会让人更容易生病，感冒也难以很快好起来。成年人每天需要睡 8 小时，小孩子则需要 9～10 小时。

有人说了"哈欠"这个词吗？

哈欠传染

你有没有发现打哈欠会传染？一看见别人打哈欠，自己也会忍不住。这是因为哈欠能给大脑降温，让我们保持清醒。人类原始的本能时刻提醒我们不要睡着，要提防四周可能出现的危险。不过，只有 50% 的人比较容易被别人的哈欠传染。

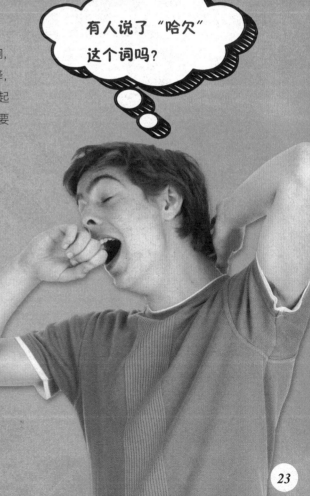

强健的筋骨

长大成人后，你体内的骨头反而变少了

骨骼是撑起整个身体的支架，没有它，人就会变成软塌塌的一团，像个布娃娃。刚出生的婴儿约有 300 块骨头，其中一些骨头后来逐渐长到了一起。

骨头成长记

婴儿的骨骼大部分是软骨，这是一种结实柔韧的物质，成人的耳郭主要就由它构成。当婴儿一天天长大，体内的骨骼会经历骨化过程，即钙质沉积，软骨变为坚硬的骨头，而一些小骨头也会融合成一个整体。

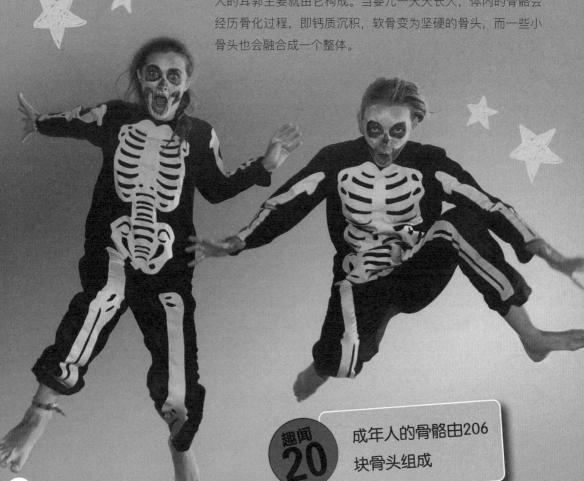

趣闻 **20** 成年人的骨骼由206块骨头组成

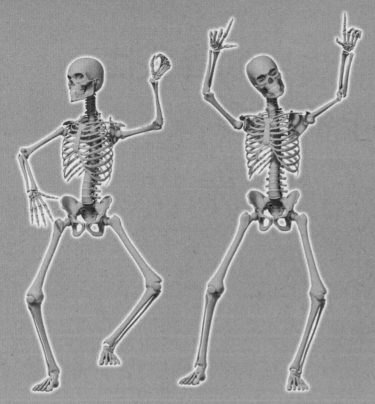

硬骨头

骨骼让你能站立起来，行走四方，同时保护着你柔软的内脏。颅骨里面装着大脑，肋骨则在心、肺和肝脏外面形成笼子一样的保护罩。脊椎位于后背正中间，脊髓就在这一长串骨头之中。

灵活移动

当然，骨头无法自主移动，需要依靠肌肉来固定和牵引，并通过脚踝和肘部等关节连接。有些关节只能朝一个方向转动，有些就比较灵活，比如肩关节。

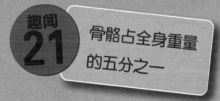

趣闻 **21** 骨骼占全身重量的五分之一

破裂的骨头

骨头虽然坚硬，但也会破损，这被称为骨折。骨头会折断、裂开，甚至粉碎，真是想想都觉得好疼。意外发生之后，我们需要将骨头复位，用石膏支架固定起来，直到它重新长好。在这个过程中，身体会产生新的骨细胞，它们会将破损的地方修补起来。

特技摩托车手埃维尔·克尼维尔在职业生涯中共经历了 400 多次骨折，其中有些骨头断过不止一回。

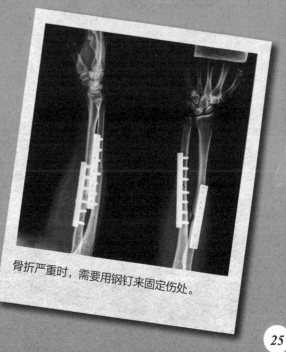

骨折严重时，需要用钢钉来固定伤处。

你脑袋里的骨头比手上的还多

你可能觉得脑袋里只有几块大骨头，实际上脑袋是由8块颅骨和许多面骨组成的。再看看你的手，那里面的骨头共有19块。

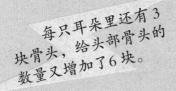

每只耳朵里还有3块骨头，给头部骨头的数量又增加了6块。

这是一条顺手得来的知识！

颅骨

成年人的颅骨由好几块骨组成，并通过骨缝连在一起。你很小的时候，这些骨缝不是固定的，因为要给大脑留出生长的空间。婴儿的大脑成长速度十分惊人，刚出生时大脑容量只有成人的三分之一，可是90天之后就长到了成人的三分之二。另外，颅骨下方有一个洞，那是脊髓探进来与大脑连接的地方。

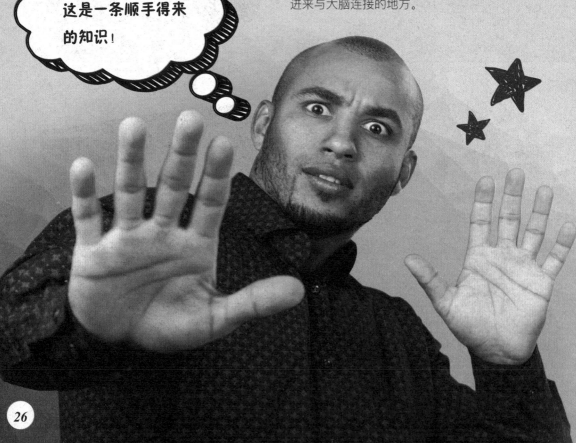

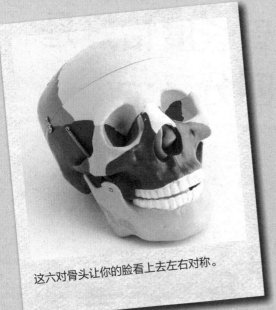

这六对骨头让你的脸看上去左右对称。

面骨

跟颅骨相比，面部的骨头比较小，其中大部分都成对出现，让人脸几乎左右对称。只有两块面骨是"独一无二"的，它们是将鼻腔一分为二的犁骨，以及构成你嘴巴下半部分的腭骨，而后者又称下颌骨，是脸上唯一能活动的骨头。

手指与手掌连接处的指关节，就是掌骨的末端。

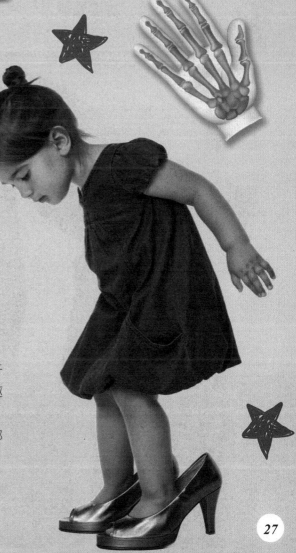

手骨和脚骨

现在来看看手和脚。每根手指上有 3 根骨头，称为指骨，但大拇指只有 2 根骨头。手掌上有 5 根掌骨，跟指骨相连。脚和手长得不大一样，但它们的骨骼结构却很相似。每只脚上有 21 根骨头，再把手腕的 8 块和脚踝的 5 块算进来，这样全身骨头的一半都集中在手和脚上了。

迈出重要的一步

由于直立行走，人类的双脚因而强壮有力，能够承受全身的重量。脚部最大的几块骨头位于脚跟处，就是跟骨和距骨，它们可以让你在崎岖不平的地面上站稳。人的双脚灵活而富有柔韧性，里面有 100 多块肌肉和肌腱，以及韧带。脚部和踝关节容易受伤，但是很少骨折。

人的股骨长度恰好是身高的四分之一

人体最长的骨头是股骨，即大腿骨。大腿和小腿共有3根长骨，它们负责承受你在走路或跑步时的身体重量。大腿和小腿之间还有一块圆形的髌骨，又称膝盖骨。

趣闻 **24**

你脚踝外侧突起的那一块，看似踝骨，其实是腓骨和胫骨的末端

大腿和小腿

股骨位于腿的上半部分，对很多人来说，它的长度刚好是身高的四分之一。膝盖下面是胫骨和腓骨，它们组成了小腿。这些骨头就是所谓的长骨，属于人体五种骨骼类型之一。

长骨整体呈长条形，两头有着圆圆的突起，被称为骨骺。这些突出的骨头由生长板构成，负责细胞的分裂和生长。

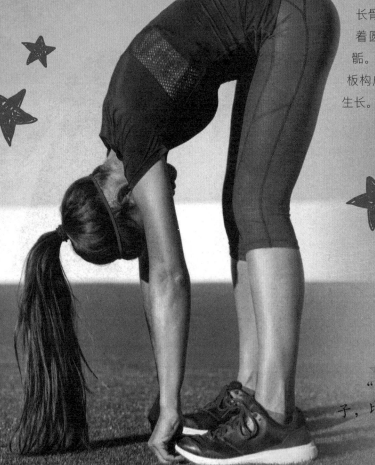

"长骨"里也有小个子，比如手上的掌骨。

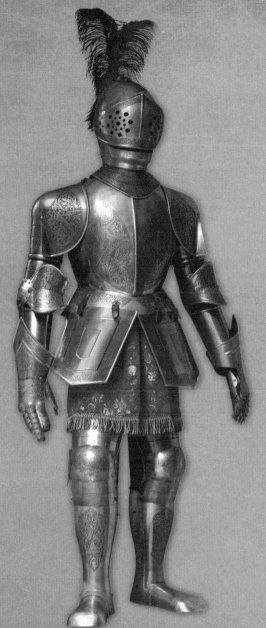

其他类型的骨头

还有一种骨头称为短骨，呈立方体，例如腕骨和踝骨中的一些骨。它们很坚硬，但运动幅度不如长骨那么大。圆骨又小又圆，通常位于肌腱之间。扁平骨包括肩胛骨、盆骨和颅骨等，它们像盾牌和头盔一样，保护着里面柔软的组织。

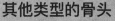

趣闻 25 同等重量的骨头比钢铁硬6倍

怪模怪样的骨头

有些骨头不属于上述任何一种类型，被统称为不规则骨，包括骶骨、腭骨和脊椎末端的尾骨。脊椎本身也是不规则骨，它长得像中间有洞的圆盘，保护着里面的脊髓。

里里外外

撑起胸腔的拱形扁平骨被称为肋骨，共有12对，大小不一。它们很容易出事，有时猛烈地打喷嚏或咳嗽都会造成骨折。肋骨之间充满了肌肉，会随呼吸而运动，而每次呼吸都会使肋骨起伏3～5厘米。

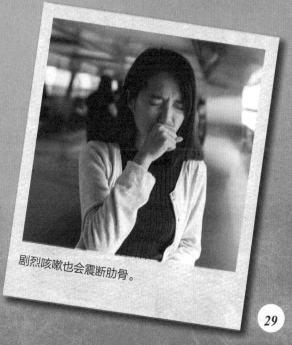

剧烈咳嗽也会震断肋骨。

骨头里面充满了果冻一样的东西

你的骨头不像博物馆里的恐龙化石那样干枯而松脆，而是由坚硬的矿物质和鲜活的组织构成的生长结构，有些骨头里面还包含黏稠的胶质。

骨头内部

骨头并不是内外都很坚实的一整块，它有着不同的层次。博物馆里的骨架只是骨头的一部分，即坚硬而光滑的骨密质。生长中的骨头外面还有一层薄膜，被称为骨膜。骨密质内部是坚硬的海绵状物质，被称为骨松质，它负责保护里面的黏液状物质，即是长得像果冻的骨髓。

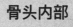

骨头里五分之一都是水。

趣闻 **27**

骨髓每天生产的红细胞数量超过2 000亿

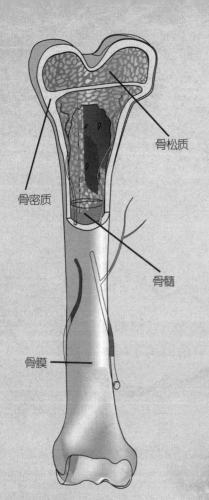

骨松质

骨密质

骨髓

骨膜

了不起的骨头

  骨膜是骨头十分重要的组成部分，骨膜的上面布满神经和血管，为骨头提供营养物质，还能促进伤口愈合。骨密质非常结实，负责支撑你的身体。骨松质里面有许多气孔，因此重量很轻，但十分坚固。骨松质看上去有点儿像蜂巢，在人体进行跑步、跳跃、滑冰或练武术等高强度运动时，发挥着减震器的作用。

趣闻 **28**

小孩的骨膜比较厚实，但随着年龄的增长，骨膜会慢慢变薄

细胞工厂

  扁平骨和长骨里面有一种被称为骨髓的物质，它负责生产红细胞。婴儿刚出生时，所有的骨髓都是红色的。随着孩子慢慢长大，脂肪细胞逐渐增多，骨髓就变成了黄色。

顺畅无阻

  骨头十分坚硬，它们不断地运动、互相摩擦或碰撞，要是没有保护措施，骨头的连接处很容易磨损。好在人体关节里有一种柔软的物质，就像一块小垫子，它被称为软骨。有的关节还会分泌滑液，它能像润滑油那样帮助骨头自如地活动。

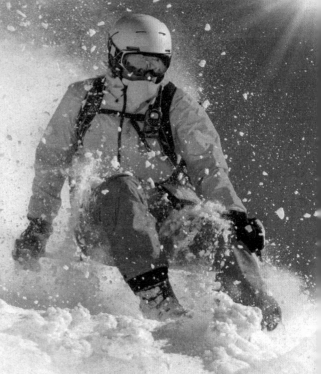

你每天都会变高和变矮

别担心，你不会矮太多。不过你每晚临睡前，的确没有起床时那么高了。一天过后，重力拽着你的脊椎，会让它缩短大概手指那么宽的一截。

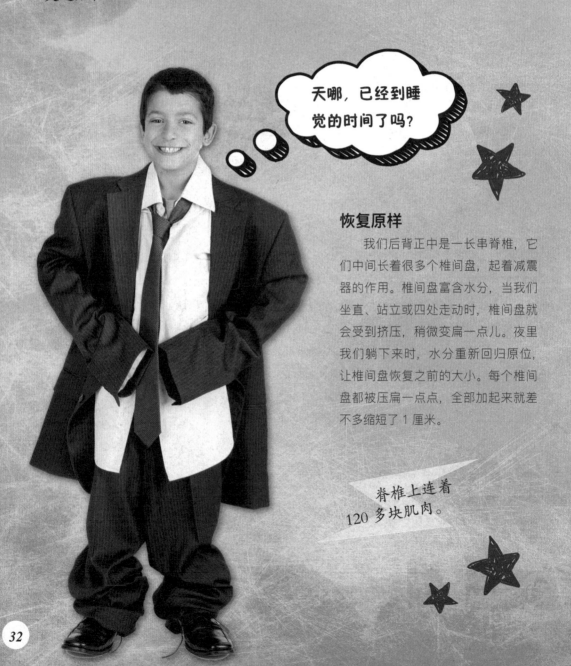

天哪，已经到睡觉的时间了吗？

恢复原样

我们后背正中是一长串脊椎，它们中间长着很多个椎间盘，起着减震器的作用。椎间盘富含水分，当我们坐直、站立或四处走动时，椎间盘就会受到挤压，稍微变扁一点儿。夜里我们躺下来时，水分重新回归原位，让椎间盘恢复之前的大小。每个椎间盘都被压扁一点点，全部加起来就差不多缩短了 1 厘米。

脊椎上连着120 多块肌肉。

脊椎弹簧

健康的脊椎呈 S 形，脖子和后腰前凸，中间部分后凸。它像弹簧一样维持着身体平衡，能够减震，让人灵活移动。人体共有 7 块颈椎，与大部分哺乳动物相同，小小的鼹鼠和高大的长颈鹿也是如此。其中最上面的两块颈椎比较特殊，能让你做出点头和扭头这样的动作。

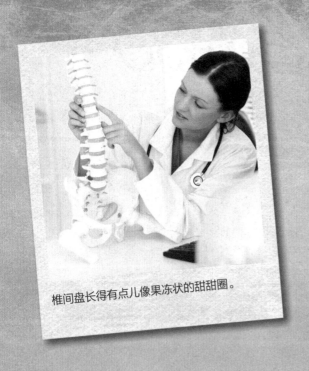

椎间盘长得有点儿像果冻状的甜甜圈。

人体共有 33 块脊椎骨，但只有上面那 24 块可以活动。

融为一体

脊椎里有几块骨头刚开始是分开的，后来才长到了一起。婴儿有 33 块脊椎骨，下面的 4 块会慢慢长成尾椎，就是我们平日里常说的"尾巴骨"，而它上面的 5 块也会长在一起，变成盆骨的后半部分。

穿越而过

每个脊椎骨都包括前面的实心部分和后面的拱状骨片。这些拱状骨片上下叠加，形成了一个安全的隧道，让脊髓穿梭其间。脊髓是人体最粗的神经，直径差不多有 2 厘米，它负责将人体其他神经和大脑连接起来。

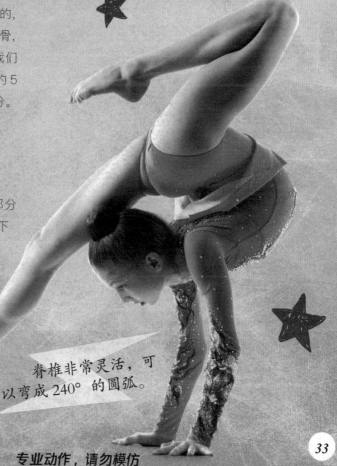

脊椎非常灵活，可以弯成 240° 的圆弧。

专业动作，请勿模仿

趣闻 30 孩子的身体比大人更柔软

肌腱和韧带都是很有柔韧的身体组织，负责固定关节和活动关节，具有一定的延展性。有些人天生比其他人更灵活。随着年龄的增长，人的身体会逐渐失去这种延展性，但适当锻炼和拉伸能帮你保持柔韧性。

身体的拉伸

骨骼和肌肉总是协同工作，但同时还需要其他组织帮忙，这样才能让身体自由活动。韧带位于关节处，具有一定的弹性，负责将骨头固定起来，免得它们错位。肌腱比韧带更粗壮，但弹性稍差，只负责连接肌肉和骨头。如果你勤加锻炼，这些身体组织就会更加健康，并充满活力。

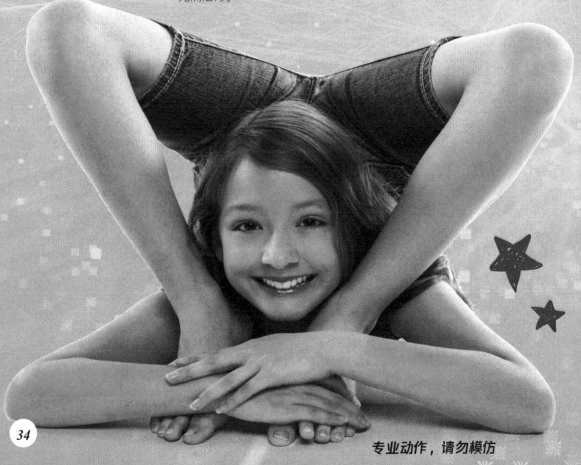

专业动作，请勿模仿

身体的弯曲

有些人的身体超级柔软，能弯曲成各种不可思议的姿势，好像比普通人多长了几个关节似的。实际上，他们的关节很正常，之所以如此柔软，也许只是因为韧带里的胶原比较少。胶原是一种蛋白质，能让身体组织更结实。这种柔韧体质通常来自家族遗传，被称为超柔韧性。

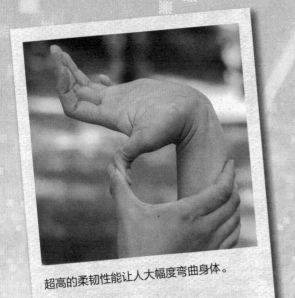

超高的柔韧性能让人大幅度弯曲身体。

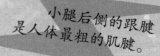

小腿后侧的跟腱是人体最粗的肌腱。

热身运动

一些特殊练习会让你的柔韧性更强。瑜伽就是很好的例子，它能让你大幅度拉伸关节和肌肉。运动之前的热身非常重要，它会使紧绷的肌肉、肌腱和韧带得到放松或拉伸。慢跑几分钟也有助于将血液输送到肌肉和关节，这样就不容易在剧烈运动中受伤。

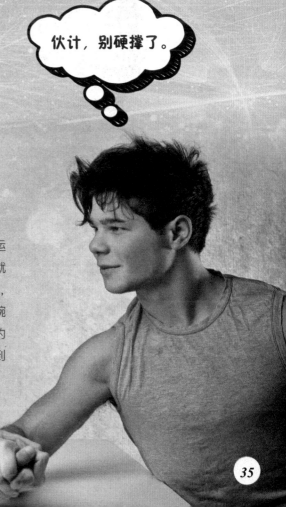

伙计，别硬撑了。

停下

大脑向肌肉发送神经信号，指挥它们运动。如果肌肉用力过猛，肌腱里的感受器就会将这个信息传给大脑。为了不让肌体受损，身体会发出相应的警告。两个人比赛掰手腕时，快输了的选手会突然垮下来，因为他的神经系统告诉肌腱要赶紧停下，不要伤到自己。

锻炼会让你的体重增加

当锻炼强度增加时，你的身体会储存更多的水分，用来修复肌肉中的细小损伤，结果就导致体重上升。身体里的糖原也会增加，而这会积攒更多的能量。

肌肉锻炼

每个人的肌肉数量都一样，但有些人通过锻炼，能让他们的肌肉变得更加强壮有力。肌肉越强壮，供血机能就越好，从而越容易获得能量和氧气。富含蛋白质的食物，包括肉、蛋、奶、鱼类和豆类等，都有助于肌肉变得更大更强壮。

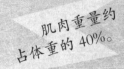

肌肉重量约占体重的40%。

肌肉类型

　　人体共有三种肌肉。骨骼肌依附在骨头上，其中有些与骨头直接接触，有些则通过肌腱连接。它们支撑你的身体，让你得以四处活动。平滑肌存在于消化系统中，能够自主运动。心肌指的是心脏里的肌肉，我们会在本书第42页进行详细说明。

肌肉组织

　　许多肌肉看上去就像一团松紧带，包在一层叫作肌外膜的薄膜里面，其中眼睛里的小肌肉可能只有几根"松紧带"，腿上的大肌肉则有成千上万根。骨骼肌是横纹肌的一种，这是因为它们有一条条明暗相间的条纹。

腰部肌肉

　　肌肉过度拉伸或受到伤害后，会产生很酸或很痛的感觉。腰部的肌肉很容易受伤，而腰痛是让人行动不便的头号原因。腰部肌肉支撑着整个身体，而坐姿不佳、运动过度和搬抬重物等行为，都会给腰部肌肉带来伤害。

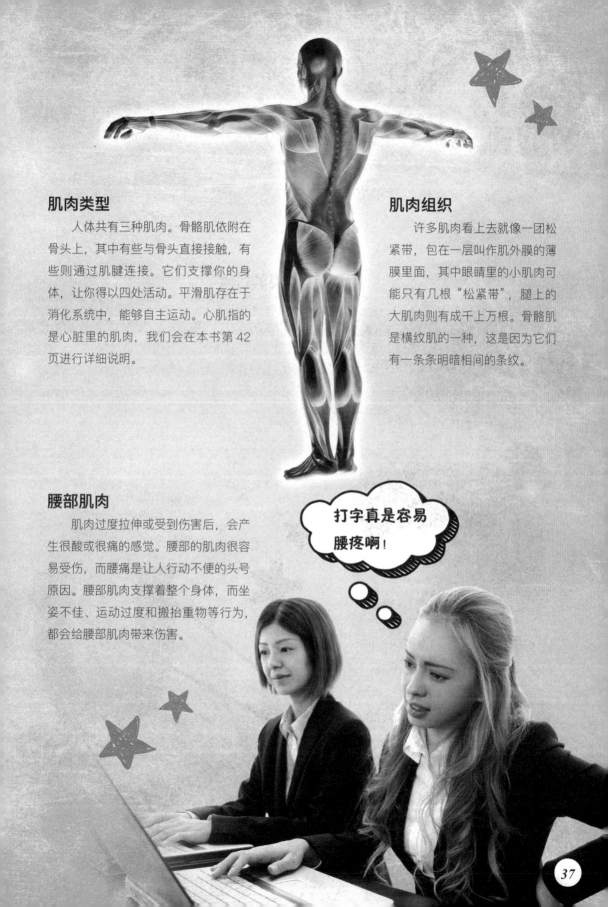

肌肉只能往回拉，不能向外推

骨骼肌来回伸缩，拉动它们所依附的骨头。这些肌肉两两配合，分别将骨头往相反的方向拉。

要是你能接收到20赫兹以下的声音，就能听见肌肉伸缩的动静

手臂的屈伸

手臂上的肱二头肌和肱三头肌就是两块互相对应的肌肉。当肱二头肌收缩时，前臂抬起，胳膊弯曲，底下的肱三头肌处于放松状态。当胳膊重新伸直，肱二头肌开始放松，肱三头肌则朝反方向收缩。手臂肌肉最小可以收缩至休息状态的85%，最大能拉伸到120%。

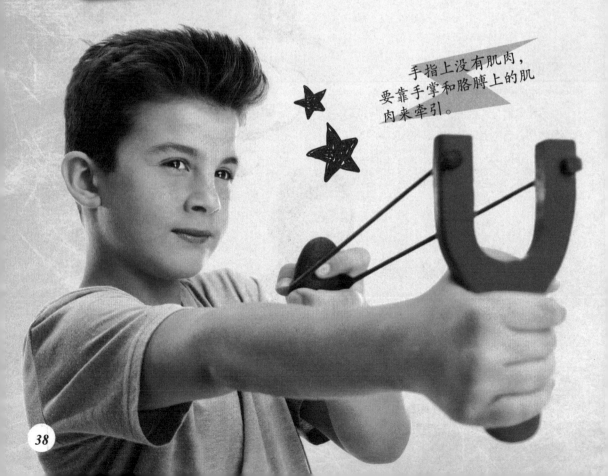

手指上没有肌肉，要靠手掌和胳膊上的肌肉来牵引。

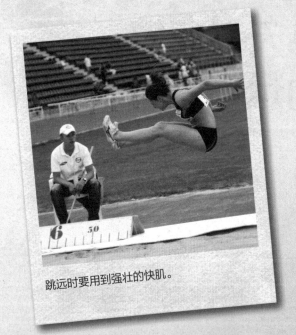

跳远时要用到强壮的快肌。

快肌与慢肌

骨骼肌分为快肌与慢肌，它们分别承担不同的作用。其中慢肌血管丰富，呈鲜红色，在骑车、游泳等有氧运动中起着重要作用。快肌则相对苍白，它们不需要氧气，就能在短时间内爆发很大的能量，一般在短跑、跳远、举重等无氧运动中发挥作用。

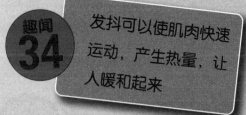

趣闻 **34**

发抖可以使肌肉快速运动，产生热量，让人暖和起来

你擅长哪一种运动

人体的每块肌肉都是慢肌和快肌混杂在一起的，但两者的比例不同，而这决定了一个人最擅长的运动是哪一种。因此，从一出生，你的身体就知道自己更适合耐力运动还是爆发力运动。别搞错了，射击不是爆发力运动哟！

别忘记热身

肌肉发冷的时候就会僵硬，这可能是气温造成的，也可能是因为你不经常活动它。这种状态下的肌肉更容易拉伤、扭伤，甚至撕裂，不仅特别痛，而且很难恢复，愈合起来比骨折还要费时间。

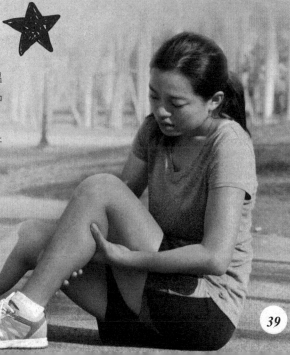

眼睛每天都在做大量的运动

眼睛的内部和四周都有肌肉，它们每天要动 10 万次左右，以便帮助眼睛聚焦、控制光线、扫视环境、追踪移动物体等。

眼部肌肉

考虑到眼球的尺寸和重量，小巧的眼部肌肉不愧是所有肌肉中最强壮的。6 块骨骼肌拉住眼球，让它不会掉出眼眶，同时还能让它灵活地转动，使你看得见上、下、左、右的东西。另外，这些肌肉还能巧妙地调整眼球，使其清楚地识别出物体，而不至于视线模糊。

你看 1 小时的书，眼睛要动 10 000 次。

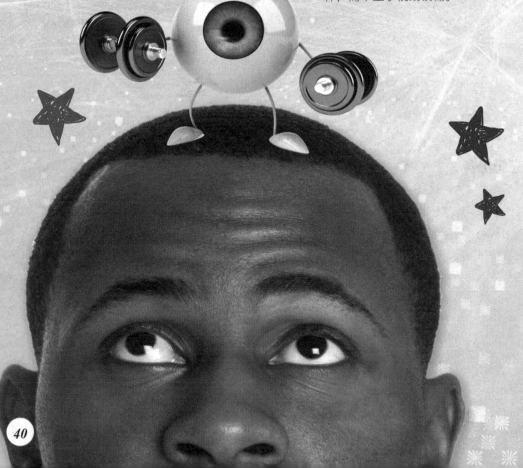

脸部肌肉

脸上很多肌肉都极不寻常，因为它们只附在皮肤上，不与骨骼相连。这些肌肉让你能够改变表情，表达厌恶、恐惧、喜悦或惊讶。其他面部肌肉则连着骨头，于是你才可能进行咀嚼、吞咽、说话等一系列活动。

舌部肌肉

另一组肌肉能让你的嘴巴搅拌食物，充分咀嚼，它就是你的舌头。舌部肌肉的独特之处在于它们只有一头是固定的，其中4块肌肉能让舌头改变形状，做出伸直、卷曲，甚至从中间对折等动作。另外4块肌肉与骨头相连，可以让舌头伸进伸出，舔到嘴角和嘴唇。

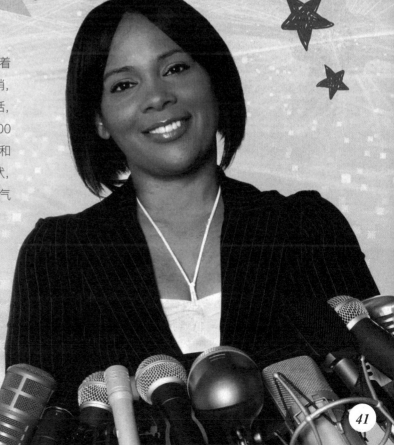

说话、啃咬、咀嚼和微笑都是在锻炼脸部肌肉。

一般来说，男人的舌头比女人的长。

说话功能

嘴巴周围的4块肌肉控制着嘴唇，让你能张开嘴、吹口哨，以及做出亲吻的动作。至于说话，4块肌肉还不够，足足需要100多块。这项大工程始于横膈膜和腹肌等核心肌群。它们上下起伏，不仅让你呼吸通畅，而且使得气流穿过声带，再通过舌头、嘴唇、脸颊和下巴的共同努力，最终变成有声音和有意义的语言。

肌肉也有思想

你有没有咬到舌头的经历？很痛，对吧？当你神情恍惚，放任舌部肌肉自由行动时，就会有这种事情发生。

啊，我怎么又咬到自己了！

更重要的肌肉

你可以控制骨骼肌，让它们依照你的意愿行事，然而有时大脑会意外犯错，让你做出咬到舌头这样的事情。人体还有其他类型的肌肉，它们在你毫无知觉的情况下，或者将血液输送到全身，或者消化食物，或者呼吸空气等。其中，心肌会让心脏持续跳动，使它不知疲倦地辛勤工作，而这完全不用大脑来指挥。

你眼皮内侧的肌肉让你能够眨眼。婴儿每分钟只眨眼一两次。

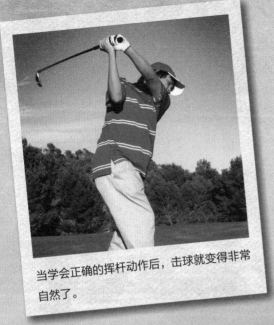

当学会正确的挥杆动作后，击球就变得非常自然了。

肌肉有记忆吗

所谓肌肉记忆，是指某件事经过很多遍的重复，已经储存在长期记忆中，你的大脑对此已经非常熟悉，用不着神经活动就能完成。其中包括走路、洗头等日常活动，还有打字、开车、弹钢琴、打高尔夫球等专业技能。

心肌非常强大，能把血液泵出9米。

肌肉抽搐

肌肉有时会有些讨厌的反应。你有没有过眼皮抽搐的经历，就是眼睛眨得停不下来？这是某块肌肉不断收缩造成的，医生也不知道为什么。有些人经常会发生这种状况，这被称为痉挛，它表现为不受控制地眨眼、做鬼脸、肌肉抽搐或咕哝个不停。

自行其是的肌肉

人体还有一种肌肉，被称为平滑肌，它位于膀胱和肠胃等内脏表面。这些肌肉能自主伸缩，让身体器官完成各自的工作。膀胱的肌肉控制一个人上厕所的行为，消化系统的肌肉则负责运送食物，让它们往下走，情况不妙时也会把食物往上顶，让人将其吐出体外。

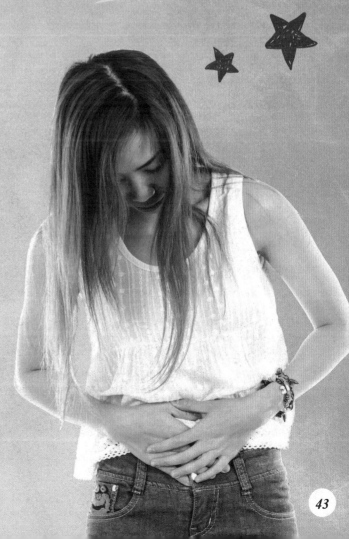

有些人会少块肌肉

基因突变会让一些人生来就没有某些肌肉，不过这些肌肉对人类已经没什么用处，少了也无关紧要，只是这种情况可能会遗传给下一代。

它就在那儿

人体有好些可有可无的肌肉。伸出一只手，使拇指指尖和小指指尖接触，然后朝手腕方向用力，你可能会看见一条细长的肌肉在手腕中间显现出来，那就是掌长肌。超过 10% 的人没有这种肌肉，但照样活得很好。腿上有一块肌肉，叫作跖肌，大约 10% 的人也没有。

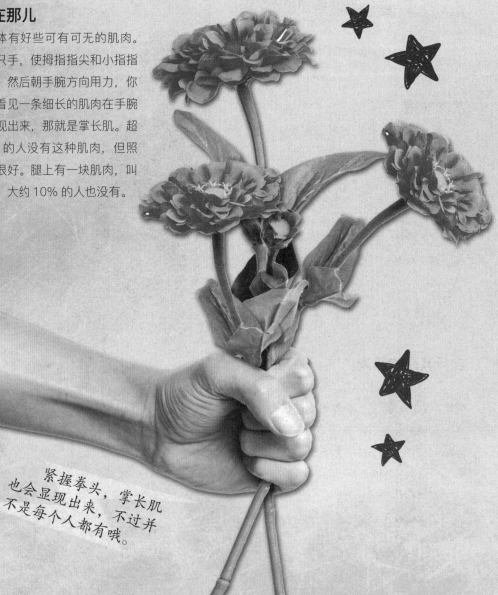

紧握拳头，掌长肌也会显现出来，不过并不是每个人都有哦。

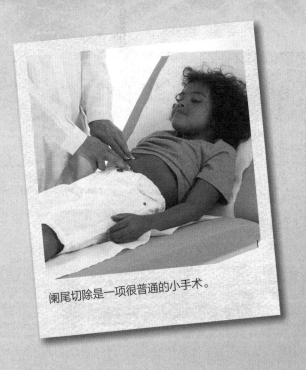
阑尾切除是一项很普通的小手术。

还需要吗

说起体内退化的器官，大家首先会想到阑尾。它是消化系统里的一根小管，一旦发炎就会被切除，毫不可惜。然而，科学家近来对它的功能产生了争议。人们已经不再需要阑尾来消化食物，但它里面也许还储存着有用的肠道细菌。

消失的器官

通常来说，肾脏是成对存在的。然而有人生来只有一个肾，也有人后来捐出去了一个，但他们的生活同样可以继续，不会因此而受到什么影响。肝脏也很了不起，它有许多活儿要干，任务繁重，如果受到损害，就算只剩下原先的四分之一，它也能重新长起来。

退化的肌肉

那些我们曾经有过而现在却不用的身体组织则是退化了的，例如脑袋后面负责移动头皮的动耳肌。如果你有的话，就能让自己的耳朵动起来。人类的耳朵上没有任何肌肉，但猫或狗有 12 块甚至更多，所以它们才能灵活地支配耳朵。

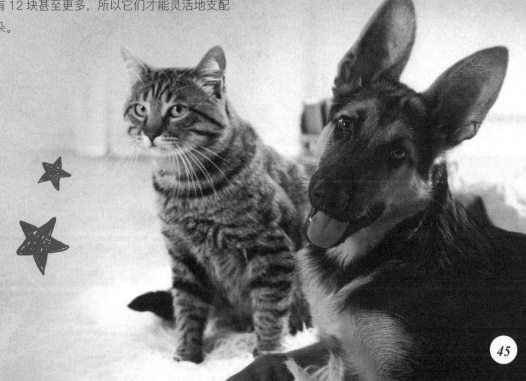

血液大观

你的心脏和拳头的大小差不多

心脏很强健，负责将血液运送到全身各处，同时输送氧气和营养物质，带走身体产生的废弃物。

血液快递

心脏和血管组成了人体的循环系统。如果把一个人所有的血管都拉直，它们连起来共有10万千米，足以环绕地球两周。心脏位于肋骨后方，在胸腔中间稍稍偏左的地方。它一刻不停地辛勤工作着，将血液输送到全身每个角落。

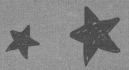

血液每45秒
全身循环一次。

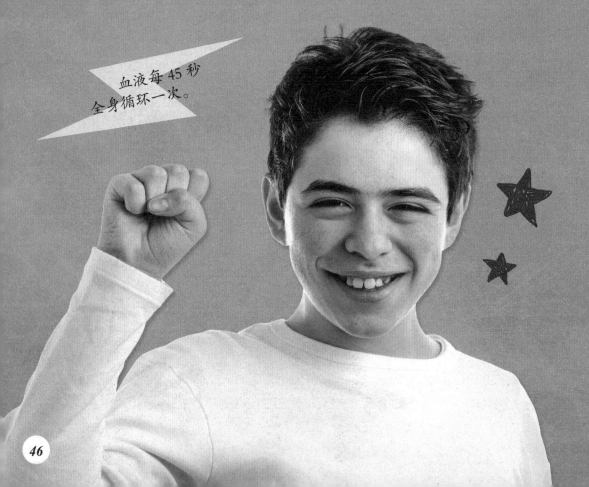

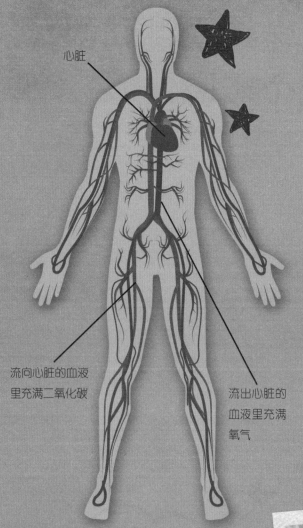

心脏

流向心脏的血液里充满二氧化碳

流出心脏的血液里充满氧气

货物满舱

血液里运载着许多人体需要的东西，像抗体、荷尔蒙和营养物质等。血液还能帮助人体维持正常的体温。一滴血液里含有 500 万个红细胞、50 万个血小板、7 000 个白细胞，以及糖、盐、水、脂肪、维生素和蛋白质等。其中红细胞负责携带氧气，白细胞负责抗击疾病。

废物处理

血液还能搬运废弃物，并将它们移出体外。体内的二氧化碳在呼出口鼻之前，都是由血液负责携带的。肝脏产生的尿素也由血液输送到肾脏，并在那里转化成尿液。而尿液是怎么排出体外的，你一定非常清楚。大量运动会产生乳酸，这种物质也会被运送到肝脏，然后在那里被消解掉。

皮肤下面的血管之所以看上去是蓝色的，是因为光线的反射作用。

体温控制

血液和皮肤里的热感受器会将身体的温度状况传递给大脑。如果你感觉太冷或太热，你的下丘脑就会有所反应，然后它会向肌肉或汗腺发出让体温恢复正常的指令。

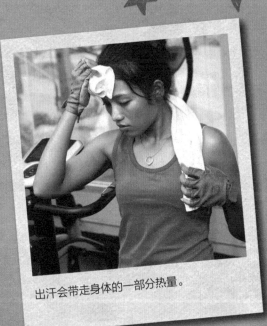

出汗会带走身体的一部分热量。

心脏的每一次跳动都包含四个步骤

心脏里面其实有两个泵，一个负责把氧气输送到全身，一个负责从肺里获得补给。这两个泵都在一刻不停地工作。

四个步骤

心跳一次用不了1秒，而这期间，心脏两侧分别进行了一次收缩与舒张。心脏第一次舒张时，血液流进心脏右侧，然后心脏通过收缩，将血液挤进肺里。心脏第二次舒张时，血液被引回心脏左侧，然后心脏再通过收缩，将血液送至全身各处。这个过程就产生了"怦怦"的心跳声。

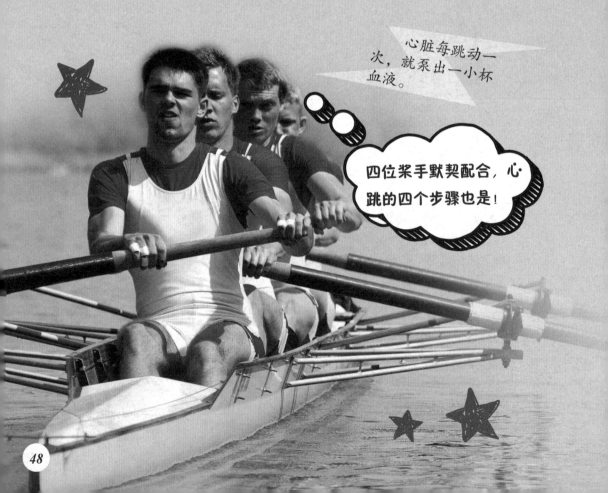

心脏每跳动一次，就泵出一小杯血液。

四位桨手默契配合，心跳的四个步骤也是！

血流单行道

心脏可分成四个区域。左心房和右心房位于上方，左心室和右心室位于下方，它们之间由一个特殊的瓣膜相连，而这种瓣膜会让血液只能朝一个方向流动，不会突然掉头乱跑。你身体的其他地方也有瓣膜，起着类似的作用。瓣膜指引着血液流动，抵抗地球引力，免得全身的血液都淤积到你的双脚。

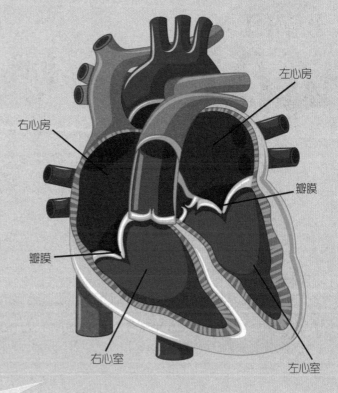

左心房

右心房

瓣膜

瓣膜

右心室

左心室

心跳声就是瓣膜打开又闭合的声音。

配备氧气

到达右心房的血液是暗红色的，里面只剩下很少的氧气，而大部分氧气已经为身体所摄取。心脏把流回来的血液送到肺部，使其重新获得氧气，之后再导入左心房。而这时的血液就变成了鲜红色，可以重新流向身体各处。

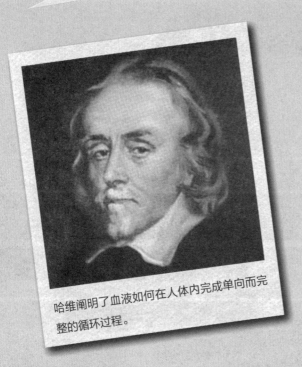

哈维阐明了血液如何在人体内完成单向而完整的循环过程。

血液研究的新时代

17 世纪以前，人们并不理解血液在身体里到底扮演什么角色。1618 年，一位名叫威廉·哈维的医生试图搞清楚血液的秘密，于是开始在动物身上做试验。1628 年，他出版了一部划时代的著作——《心血运动论》，该书首次展示了血液在身体内是如何循环运动的。

动脉比静脉更强壮

血液能在体内流动，靠的是一种被称为血管的富有弹性的纤细管子。人体的血管分为三种，即动脉、静脉和毛细血管，而每种血管都有不同的分工。

流遍全身

满载氧气的鲜红血液通过动脉从心脏流出，而返回心脏时则要通过静脉。动脉的血管壁更厚、更结实，因为当血液从心脏泵出来时，血管需要承受很大的压力。毛细血管是动脉的细小分支，负责将营养物质和氧气送到身体各个部位。

趣闻
41

角膜位于眼球前方，上面没有血管，但可以直接从空气中获得氧气

毛细血管实在太细了，最粗的都比头发丝细。

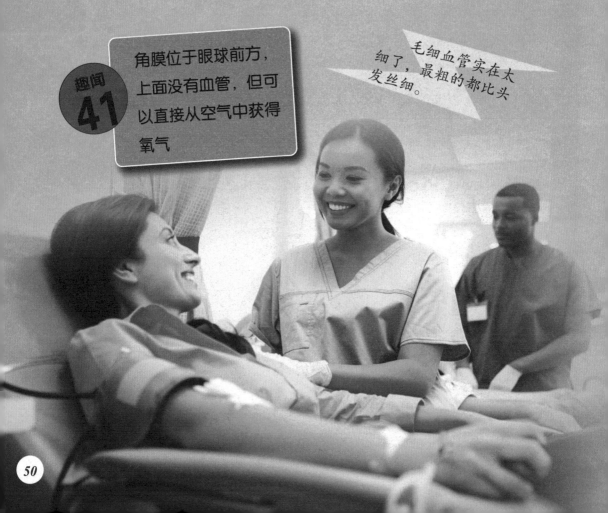

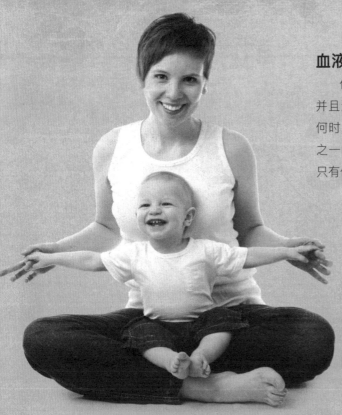

血液都在哪里

体内主要脏器都有自己的动脉和静脉，并且通过这些血管来获得足够的营养。无论何时，体内四分之三的血液在静脉里，五分之一的血液在动脉里，而毛细血管里的血液只有体内血液的二十分之一。

趣闻 42 新生儿体内的血液量只有一小杯，而成年人有5升之多

动脉高速

人体内最大的动脉叫作主动脉，跟大拇指一样粗。它从心脏出来后掉头向下，穿过胸腔和横膈膜，贴近脊椎前方，然后在那里分成两股，分别进入两条大腿。主动脉一路延伸出许多较小的动脉，就像高速公路分出岔路一样。

心脏供血

心脏里面虽然充满血液，但不能自我供氧，因为心脏跳得非常剧烈，压力很大，任何毛细血管都承受不住。因此，心脏有独特的冠状动脉围绕于四周，以便为自身提供养分。而冠状动脉一旦堵塞，常常会引发心脏病。

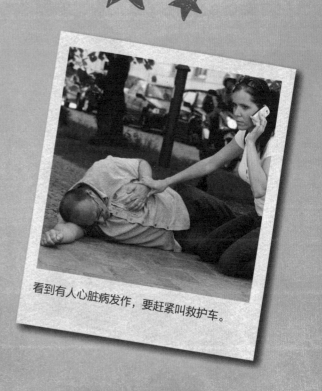

看到有人心脏病发作，要赶紧叫救护车。

婴儿的呼吸速度是你的 4 倍

你静静地坐着看书时，1 分钟大概呼吸 15 次。新生儿的呼吸频率比这高得多，能达到 60 次 / 分钟。

婴儿的呼吸

呼吸是为了获得氧气，排出二氧化碳。身体处于放松状态时，呼吸较慢。当你剧烈运动或情绪激动时，为了获得更多的氧气，并排出身体产生的废物，呼吸便随之加快。婴儿的呼吸频率高，但随着肺部和其他器官的发育逐渐完善，呼吸频率就会慢下来。

成年人做不到一边呼吸一边吞咽食物，但婴儿可以！

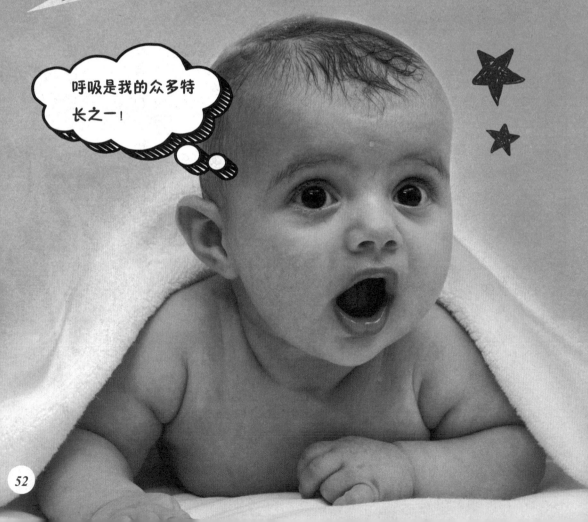

呼吸是我的众多特长之一！

运动加快心跳

　　一个人锻炼身体时，心跳速度就会加快，这可以给肌肉提供更多的能量，并能迅速转移走已经产生的废物。一个健康成年人的心跳为 60 ～ 80 次 / 分钟，剧烈运动时可达 150 ～ 200 次 / 分钟。婴儿的心跳比成人快得多，休息时都能达到 130 次 / 分钟。

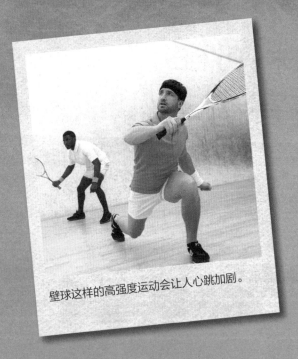

壁球这样的高强度运动会让人心跳加剧。

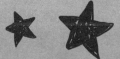

口渴会对心跳造成负面影响，所以要及时补充水分。

心漏症

　　有的婴儿患有先天性心脏疾病，"心漏症"是其中较为常见的一种。它的正式名称是"心房及心室间隔缺损"，指心脏中间的隔膜有一个微小开口，以致血液会从中渗漏过去。这种疾病可以通过手术治疗，有时不需要医治就会自动痊愈。

胎儿的心跳

　　心脏是人体最先发育的器官之一，宝宝在妈妈肚子里只有三周大时，心脏就开始跳动了。一开始心脏跳 85 次 / 分钟，然后加快到 175 次 / 分钟，最后稳定在 120 ～ 160 次 / 分钟，直到宝宝出生。通过超声波检测，医生可以观测胎儿的心跳，以判断胎儿的生命体征是否正常。

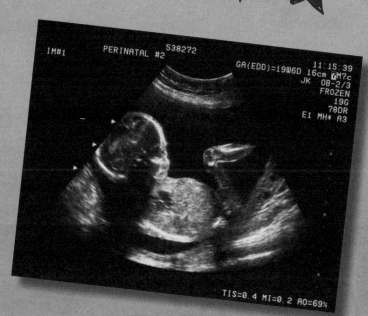

能量饮料可能对你有害

除了体育锻炼，震惊、恐惧和愤怒等情绪也会让人心跳加速。咖啡因也能产生类似的效果，一些能量饮料则会让心跳加速到相当危险的程度。

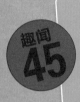

你的心脏每天跳动10万次，一年下来就有3 000多万次

危险的饮料

茶、咖啡和可乐里都有咖啡因，它会刺激你的身体，使你心跳加快，血流加速。能量饮料里有很多咖啡因，要是你喝得太频繁，就会对身体造成不良影响。研究表明，能量饮料能使心跳速度提高8%，而且效果持久，半天都不会消退。

能量饮料会造成心悸，让人感到心脏仿佛在剧烈颤动或在撞击胸口。

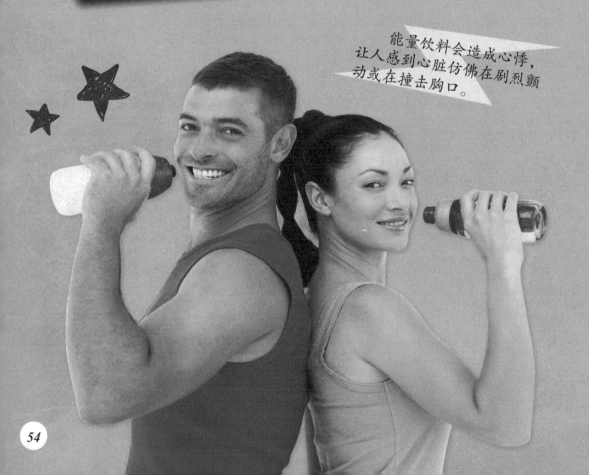

心脏起搏器

心脏之所以会跳动，是因为它接收到了电讯号，从而刺激肌肉有规律地收缩，将血液推进推出。心电图可以观测到这些讯号，并以图表的形式呈现出来，以观察心脏是不是在正常工作。有时，医生会在患者胸腔里安装一个被称为"起搏器"的小型电子设备，来控制不规律的心脏跳动。

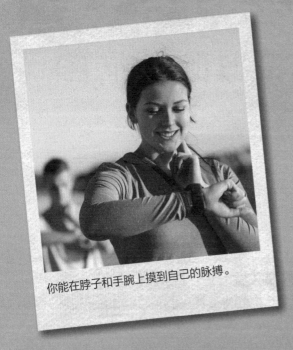
你能在脖子和手腕上摸到自己的脉搏。

触摸心跳

你可以摸到自己的脉搏，并数出自己的心跳。血液从血管中流过，并使得血管按照心跳的速度一舒一缩。如果用手指按压血管，就可以感受到心跳的节奏。

聆听"心声"

医生借助听诊器来检查心脏。听诊器由一个金属圆片和一根长管子组成。医生先把听筒塞进自己的耳朵，然后将金属片贴在你的胸口。健康心脏跳动的声音很有规律，要是听到了窸窣的杂音，则表示心脏出现了问题。

趣闻 **46** 心跳最快时可达 220次/分钟

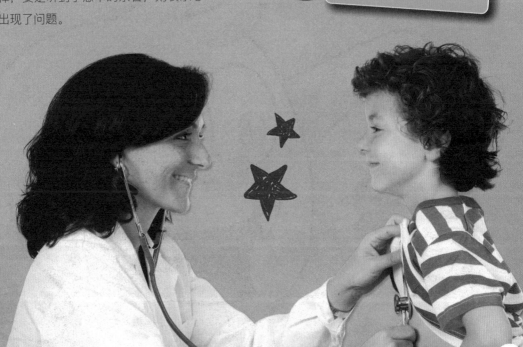

白细胞可以吃掉病菌

体内的白细胞时刻留意着外来入侵者，它们会攻击细菌和病毒，保护人体不受疾病的侵害。有些白细胞可以将坏分子整个吞下，以此来捍卫你的健康。

抵御疾病入侵

白细胞是免疫系统的一部分，保护人体不受致病细菌的侵害。白细胞只占血液的1%。血液中有两种白细胞，分别是淋巴细胞和吞噬细胞，它们用不同的方式击退侵犯身体的"敌人"。

跟外表光滑的红细胞比起来，白细胞长得就像一个小毛球。

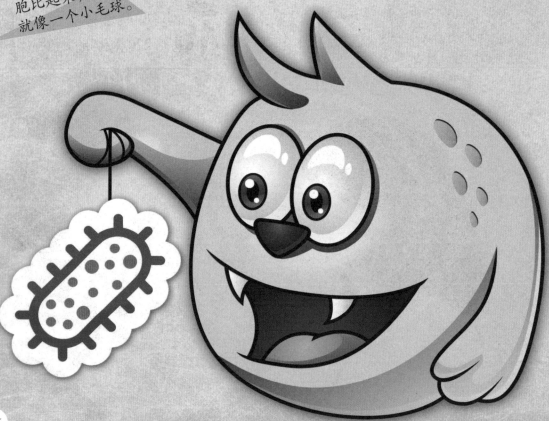

吞噬细胞

吞噬细胞是血液中食欲旺盛的"战士"。它们可以离开血液，在体内四处巡逻，寻找可疑的异物，一旦发现目标，就会群起而攻之，在异物给人体造成伤害前将其消灭。每个吞噬细胞的一生都很短暂，但可以为你吃掉100多个细菌。

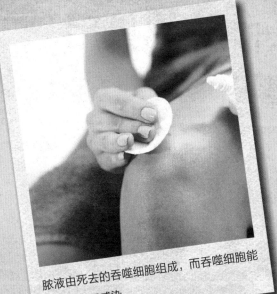

脓液由死去的吞噬细胞组成，而吞噬细胞能使伤口免于感染。

淋巴细胞

淋巴细胞一直待在血液里，发现"敌人"之后才会出动。它们使用一种形状特殊、被称为"抗体"的蛋白质来攻击"敌人"。每种抗体只会针对某种特定的"敌人"，也就是抗原，这就好像一把钥匙只能开一把锁。一旦抗原被抗体锁住，细菌或病毒很快就会被淋巴细胞杀死。如果人体本身的细胞感染或癌变，也会受到淋巴细胞的攻击。

血液里面一大半都是淡黄色的血浆。

运输系统

血浆不仅装载各种血细胞，而且还要带着它们在全身旅行。除了血细胞，血浆里也有其他物质，包括盐、养料、荷尔蒙、矿物质，以及待处理的已死亡的细胞等。血浆里还含有血小板，它们十分微小，但可以抱成一团，帮助伤口止血。

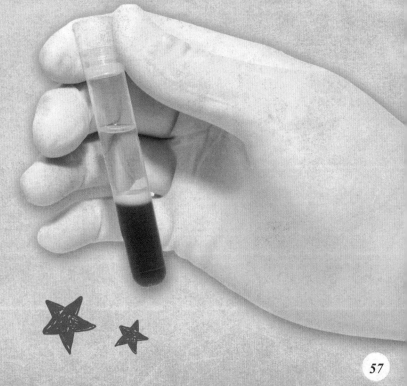

你每次呼吸都只用一个鼻孔

地球上四分之三以上的人都习惯于用"一个鼻孔出气"。一般来说，你的两个鼻孔轮流工作，劳逸结合，几小时换班一次。

轮流值班

你的鼻子内侧有一层薄膜，能分泌保护性黏液，也就是鼻涕。这层黏膜能够膨胀变大，从而控制进入鼻孔的气流的大小。两个鼻孔轮流工作，这样大家都有休息的机会，而这就像心跳一样，都是在你不知不觉的情况下进行的。

研究表明，一个人用右鼻孔呼吸时，会消耗更多的氧气。

趣闻 49
两个鼻孔中间可见的间隔叫作"鼻小柱"

新生儿的鼻子

新生儿几乎全靠鼻子呼吸，很少用嘴巴，这样一来，他们就能全身心地努力吃奶，而不受呼吸的干扰。然而他们大哭的时候，会张开嘴巴来喘气。几个月后，小宝贝就开始更多地使用嘴巴呼吸了。

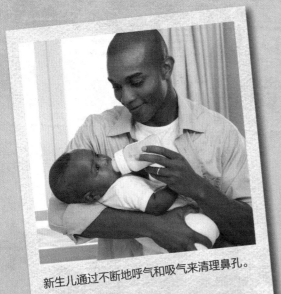

新生儿通过不断地呼气和吸气来清理鼻孔。

左右鼻孔之间有一道隔断。要是鼻子里的血管破裂，人就会流鼻血。

鼻腔清洁

鼻腔黏膜非常有用，它能让空气在进入肺部之前变得温暖湿润，同时过滤掉空气里不受欢迎的颗粒物，比如尘埃、花粉、烟雾和细菌等，以保护肺部健康。鼻子里面还长着细小的纤毛，能进一步净化吸入的空气。

趣闻 **50**

天气冷的时候，鼻黏膜分泌旺盛，会让你流清鼻涕

睡个好觉

无论你沉睡还是清醒，两个鼻孔都在轮流工作。如果你转到右边睡觉，右边的鼻孔就会闭合，反之亦然。你晚上睡觉通常都会翻来覆去，所以两个鼻孔也跟着轮流休息。有人睡觉时用嘴呼吸，这会导致打鼾、睡不好、早上起来嘴巴干等问题。

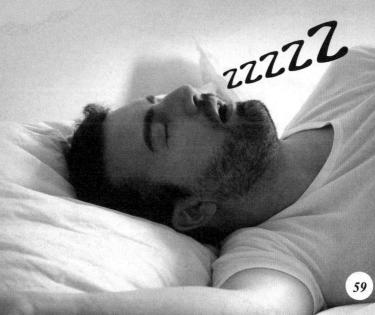

zzzzz

黑眼圈可以是红色、紫色或黄色的

眼睛周围的淤青总会吓人一跳。眼部的毛细血管破裂流血后，皮肤呈现出青红色，然后逐渐转变为棕色和浅黄。

小心眼睛

眼睛和它周围的组织都很脆弱，那儿的皮肤非常薄，表皮下面就是血管。"眼白"里也有血管，它们也不怎么结实。拳头打在眼睛或鼻子上一定会让你受伤，较小力度的冲击，像咳嗽、呕吐、打喷嚏、使劲擤鼻涕等，也会对眼周组织造成不良影响。

我跟足球起了点儿冲突，足球赢了……

淤青是毛细血管破裂、红细胞渗漏造成的。

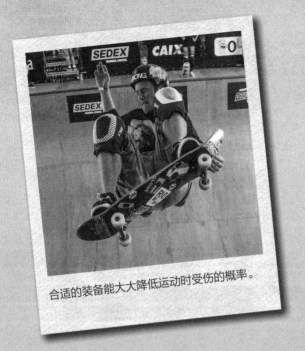

合适的装备能大大降低运动时受伤的概率。

好痛啊

如果你不小心磕到腿或扭了脚，里面的肌肉和血管就会受伤。如果皮肤没有擦破，当血从破裂的毛细血管里渗出来，由于无处可去，就会在原地形成红斑，淤血就是这么来的。

淤青的消退

淤青的状态会不断变化，最开始是红色，后来变成紫色、蓝色甚至黑色。但是随着淤血重新被身体吸收，淤青慢慢会变绿，转黄，呈现淡棕色，直到完全消失。

如果你平日里维生素C摄入不足，就比较容易产生淤青。

结痂与疤痕

如果伤口处皮肤破损，流出血来，那该怎么办？当然是赶快结痂，停止流血。这时，血小板首先会聚在一处，然后与纤维蛋白和其他血液细胞结合，在伤口形成表面凹凸不平的硬壳，防止细菌入侵，好让新的皮肤生长出来。

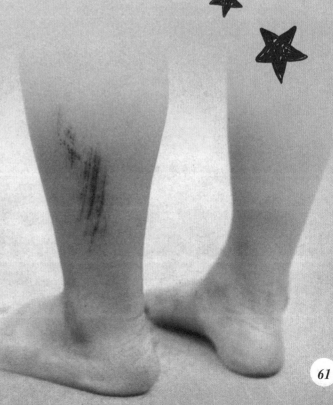

人体无法储存氧气

你通过呼吸将空气吸入肺部，从中提取氧气。氧气是你做各种运动必须依靠的物质。身体一旦没有了氧气，后果不堪设想。

必需的氧气

我们通过呼吸才能活下去，呼吸为身体各器官提供不可缺少的氧气。另外我们还需要食物和水，好从中摄取维生素、矿物质和能量。这些物质可以被身体储存起来，以供不时之需。但氧气无法储存，所以我们需要不停地呼吸。一旦无法获得氧气，人几分钟之内就会死亡。

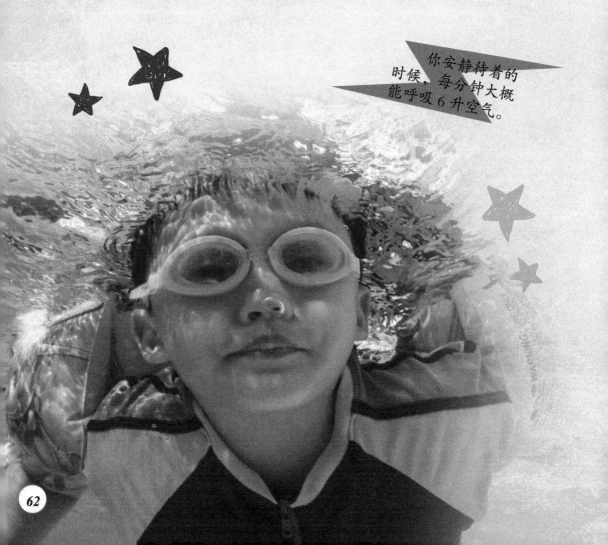

你安静待着的时候，每分钟大概能呼吸 6 升空气。

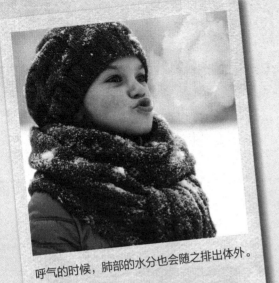

呼气的时候，肺部的水分也会随之排出体外。

气体的进出

你先以呼吸的方式吸入空气，接着将其一路送到肺部。氧气在肺部被提取出来，然后融入从心脏流出的血液中，继而再随血液回到心脏，最后被送往全身各处。这样，呼吸过程就完成了一半。流回心脏的血液中包含很多二氧化碳，你还要通过呼吸的方式将它们排出体外。

肺部没有肌肉，要靠横膈膜来进行扩张。

枝形气管

呼吸系统是从口和鼻开始的。你首先将空气吸入，然后把它送入气管。气管是一根胸腔里的管道，在下端一分为二，变成支气管，进入两边的肺叶。在肺叶里面，支气管还要再分，变成更小的细支气管，这很像一棵树的树干、大树枝和小树杈。

收入囊中

你的肺并不是空的，它不像一个气球，更像一块海绵。每个肺里都有多达 3 亿个被称为肺泡的小气囊，这些气囊负责将氧气吸收到血液中。这么多肺泡就是为了容纳尽可能多的毛细血管。肺泡的表面积十分惊人，要是全部摊平来计算的话，差不多有半个网球场那么大。

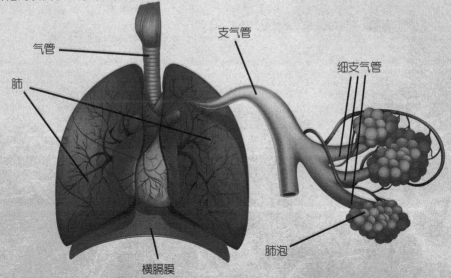

气管

支气管

细支气管

肺

肺泡

横膈膜

你正常呼吸一次，只能填满 8% 的肺部空间

你呼气的时候，并不能把肺部完全排空，里面总会留着一些气体。甚至你深呼吸的时候，也只是用了肺部空间的一小部分。

肺活量

每个肺最多能容纳 6 升气体，不过每个人并不完全一样，这取决于你的高矮胖瘦。人每次吸气大约吸入 0.5 升空气，这只占肺活量的 8%。你锻炼的时候，呼吸会比较猛烈，大量空气进进出出，肺中 50% 的气体都会被更换。肺活量的提高不仅有利于健康，对于唱歌、潜水、吹奏乐器等活动也大有帮助。

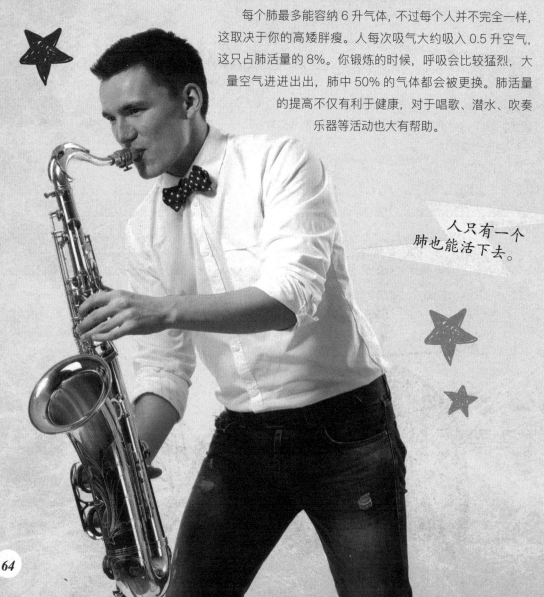

人只有一个肺也能活下去。

吸进呼出

我们的身体需要氧气，但氧气并不是构成空气的唯一物质。空气中 79% 是氮气，20% 是氧气，二氧化碳只占 0.04%，此外还有微量的水汽和其他气体。你每次呼吸，只能从已吸入的空气中提取 4% 的氧气，而你呼出的气体中，78% 是氮气、16% 是氧气、4% 是二氧化碳、1% 是水、剩余 1% 是其他气体。

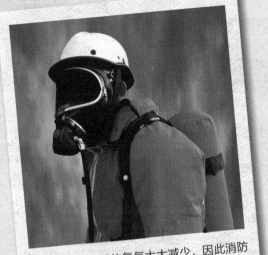

着火时，空气里的氧气大大减少，因此消防员需要戴上呼吸面罩。

肋骨间的肌肉使肋骨随着呼吸起起伏伏。

不要憋气

你的身体不允许你长时间憋气，因为那样会十分危险。当体内二氧化碳浓度上升，大脑就会侦测到毒素，即刻释放信号，让胸腔感到疼痛，这样就迫使你赶快呼出一大口气，把有害气体排出体外。

左肺和右肺

两个肺干的活是一样的，但它们的尺寸却不相同。左肺比右肺小一点儿，这样好给心脏腾出地方。肺可以分成几部分，每个部分都被称为肺叶，左肺有两个肺叶，右肺则有三个肺叶。

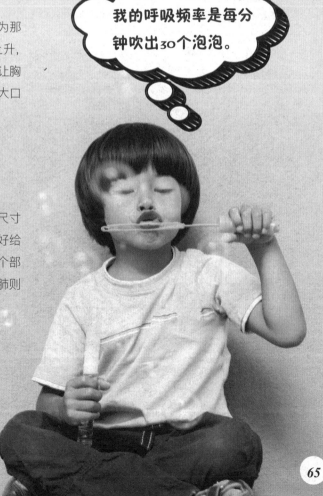

我的呼吸频率是每分钟吹出30个泡泡。

茁壮成长

你不需要显微镜，就能看清一个卵细胞

女性的卵子是人体最大的细胞，差不多有一粒沙子那么大。当它受精之后，就会诞生一个小宝宝。这个过程需要精子的参与，而精子是人体最小的细胞之一。

新生命的孕育

生殖系统让人类能够孕育出下一代。生殖细胞在生物学上被称为配子，是指男人的精子和女人的卵子。当它们结合到一起，就会形成胚胎。胚胎在妈妈的子宫里生长，经过大约 280 天，一个婴儿就会来到这个世界。

大约 60% 的双胞胎会提前出生。

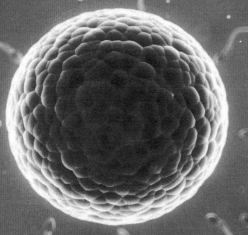

趣闻 **55**

卵子的体积是精子的100万倍

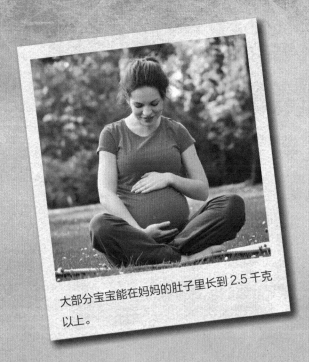

大部分宝宝能在妈妈的肚子里长到 2.5 千克以上。

女性的排卵

当女孩进入青春期，体内的卵巢便开始每月生产一个卵子。如果这个卵子没有受精，就会在女孩月经期间排出体外。在女婴尚未出生之前，她体内就已经有了卵细胞。据说每个女人一生拥有的卵子数量是固定的，但近期研究表明，女性似乎可以一直排卵，并没有数量的限制。

男性的射精

精子产生于男性的睾丸，混在精液之中，通过阴茎排出体外。精子长着大脑袋和长尾巴，看上去很像小蝌蚪，它们在精液中奋力游泳，朝卵子冲去。通常几百万个精子会在一起竞争，看谁先到达卵子身边。

趣闻 **56** 男人每秒大约生产1 500个精子

胚胎的成长

当精子和卵子结合，就会形成受精卵，它在女性子宫里不断分裂繁殖，变成胚胎和胎盘。经过大约4个星期，胚胎完成了分层，分别长成婴儿的皮肤和脏器等。到了第六个星期，胚胎会长到原先的 3 倍，到第九个星期时，胚胎就有一颗樱桃那么大了。

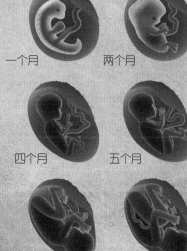
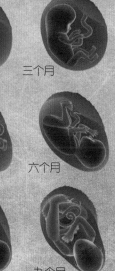

一个月　　　两个月　　　三个月

四个月　　　五个月　　　六个月

七个月　　　八个月　　　九个月

白人小孩刚出生时都是蓝眼睛

白人小孩刚出生时，眼睛里没有黑色素，后来随着黑色素慢慢沉积，眼睛就变成了绿色或棕色。而亚裔、非裔、西班牙裔宝宝一出生，眼睛里就有黑色素，因此眼睛看上去是棕色的。

纵观历史，蓝眼睛的人越来越少。

日积月累的黑色素

黑色素细胞存在于皮肤、头发和眼睛里。黑色素的多少决定了我们的肤色、发色和眼睛的颜色。黑人体内的黑色素含量比白人要高。婴儿出生后，眼睛暴露在光线下，虹膜里的黑色素会随之增加，于是眼睛就从原本的蓝色变成了绿色、棕色、淡褐色等。

我长大后想要一双棕色的眼睛！

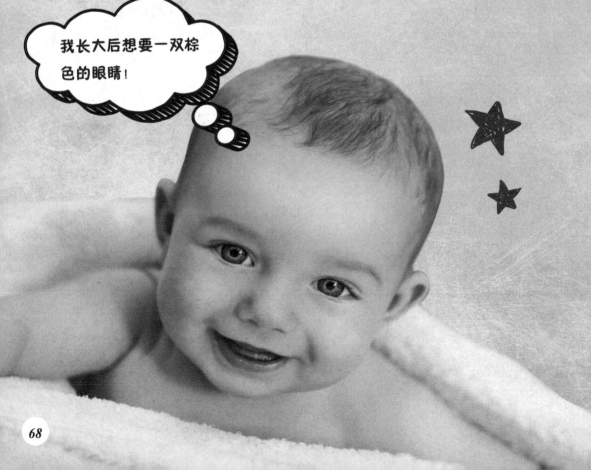

婴儿的视觉

婴儿的眼睛和大脑尚未发育完全，因此看不清东西，但能分辨明暗的差异，察觉物体的移动，能看到相距 25 厘米左右的事物。等他们长大一些，眼睛能更好地聚焦之后，就能追踪移动的物体。到八个月大时，小宝贝就能判断出物体位置的远近，能看清楚屋子另一头有什么了。

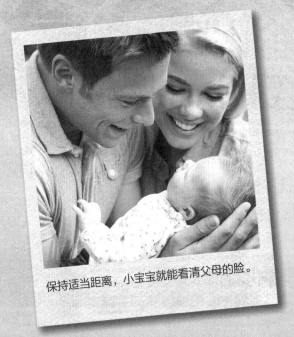

保持适当距离，小宝宝就能看清父母的脸。

近 40 年来，双胞胎的出生率大幅提高。

一对宝宝

近年来，双胞胎变得越来越常见。当一个受精卵分裂为两个部分，就变成两个几乎一模一样的宝宝。他们生活在同一个子宫里，拥有相似的遗传物质，外表也十分接近。不过，因为黑色素是后天沉积下来的，两人眼睛和头发的颜色可能会越来越不一样。

好多宝宝

女性有时会一次排出两个卵子，双双受精，然后生出双胞胎宝宝。但因为他们是不同的受精卵发育起来的，所以模样并不一样。女性生出三胞胎、四胞胎的情况有时也会发生。

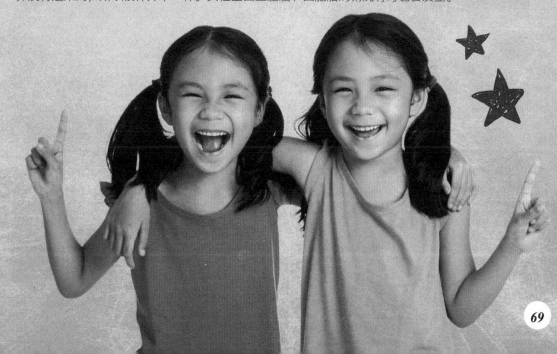

新生儿的大脑一年后会增大到 3 倍

新生儿的大脑比成年人小得多，这样他们就能顺利地从妈妈肚子里爬出来。来到世上之后，宝宝的大脑便可以自由地生长。两岁时，宝宝的大脑就能达到成人大脑的四分之三那么重。

新生儿并不需要太多脑细胞，多余的部分会随着成长逐渐消失。

看不见的成长

婴儿大脑的发育不仅体现在尺寸上，还体现在它与身体各部分的联系上。大脑通过从环境中接收信息来学习并成长。刚出生时，大脑大约有 1 000 亿个神经元，它们不断闪烁或联结，这样可以让小宝宝学习如何使用肢体，如何理解看到的事物，如何体会并表达自己的情感等。

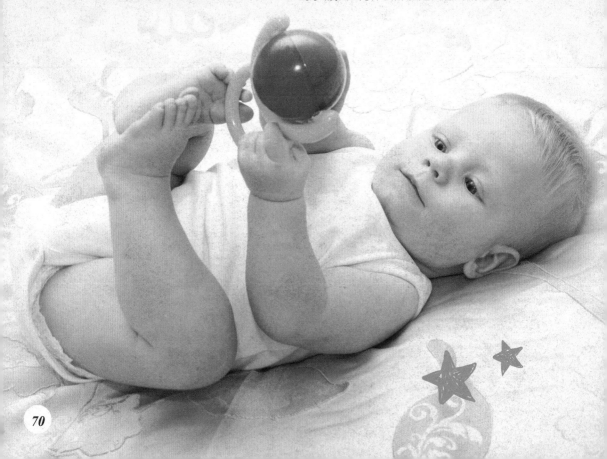

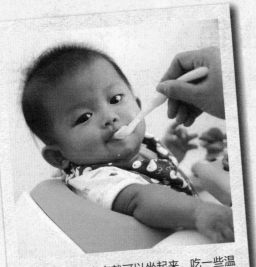
六个月大时，宝宝就可以坐起来，吃一些温软、好消化的食物。

越长越大

　　宝宝的大脑不是唯一飞速变化的部位，宝宝的身体也在迅速成长。在丰富蛋白质的刺激下，各类细胞不断分裂繁殖，使得宝宝的肌肉、骨骼和神经日渐成长，其中骨骼长得最快。0～2岁，宝宝长得非常快，尤其是躯干和双腿，生长速度甚至超过了脑袋。

头六个月

　　宝宝出生后，开始渐渐认识自身和周围的环境。随着肌肉力量的增强，宝宝便挥舞起小胳膊，蹬起小腿，并且关注起身边的声音和气味。然后，他学会了仰头，也会咧嘴笑了。四个月大时，他喜欢把任何东西都塞进嘴里，体会它们的触感和味道，并发出含混不清的声音。这个时候，宝宝的第一颗牙齿也基本长出来了。

宝宝脑袋的重量占全身的四分之一。

周岁快乐

　　宝宝会走之前都是用四肢爬行，到1岁时，他们就能蹒跚学步了，这通常也是他们开口学说话的年龄。宝宝会模仿大人，说出"爸爸""妈妈"这样简单的词，还会煞有介事地跟别人"对话"。

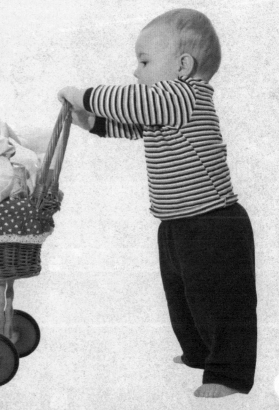

趣闻 59 你的身体每分钟会产生 10 亿个新细胞

你身体里的大部分细胞都不能陪你一辈子，它们不断地生长、受损、死去。不过，每秒钟都会有几百万个新细胞在你体内诞生。

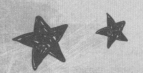

细胞的寿命

细胞也会生老病死，其中大部分都会不断地更新。细胞的寿命各不相同，红细胞能活 4 个月，白细胞能活一年多，皮肤细胞可以坚持两三个星期，而精子的寿命则只有 3 天。还有些细胞是消耗品，例如脑细胞和神经细胞，它们一旦死去，就不会再产生新的细胞。

神经元是人体最长的细胞，能达到身高的一半。

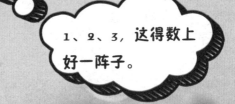

1、2、3，这得数上好一阵子。

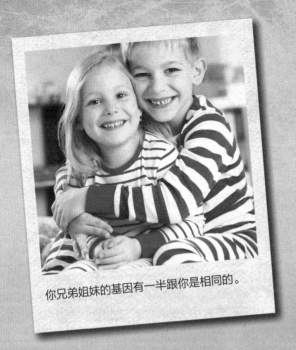

你兄弟姐妹的基因有一半跟你是相同的。

细胞的分裂

细胞的分裂方式共有两种：一种是有丝分裂，用于细胞的增殖和修复，这时细胞内的主要成分会自我复制，然后互相分离，变成两个完全相同的新细胞；另一种是减数分裂，用于繁衍后代，这时细胞内部会分成对应的两部分，并且分裂两次，结果形成四种不同的配子。这样一来，我们每个人都会拥有独特的基因组合。

干细胞

我们体内的大部分细胞都各行其是，不会互相转换角色。皮肤细胞再怎么分裂繁殖，也不会变成别的细胞。然而，干细胞却比较特殊，它通常存在于骨髓及新生儿体内，能转化成各种细胞，并能根据情况分裂和生长。干细胞可以治疗脑部疾病，例如帕金森综合征等，也可以治疗一些其他病症。

日渐衰老

虽然身体时刻不停地产生新细胞，但人依然会出现衰老的迹象。当一个人年龄渐长，由于各种外界因素，例如过量日照、不健康饮食和受到各种污染等，新细胞的活力会越来越弱。同时，我们还会流失大量细胞，让关节、器官和肌肉得不到及时修复。

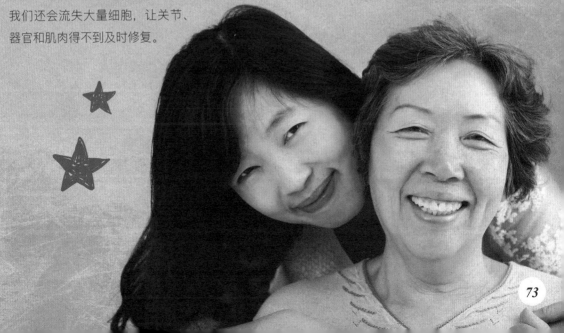

你的两臂间距约等于你的身高

当成年人两臂伸平，两手指尖之间的距离约等于他的身高。孩子还比较小时，两臂间距稍小于身高，而10岁或11岁时，两者就几乎相等了。

基因的影响

我们每个人各不相同。拿身材比例来说，有人胳膊长，有人身子短，还有人长着一双小短腿。就算身材比例接近，大家的身高差异也很大。父母给了我们独特的基因，决定了我们个子有多高，眼睛、皮肤和头发是什么颜色，有没有酒窝或雀斑，会不会长着满口歪歪扭扭的牙齿，等。

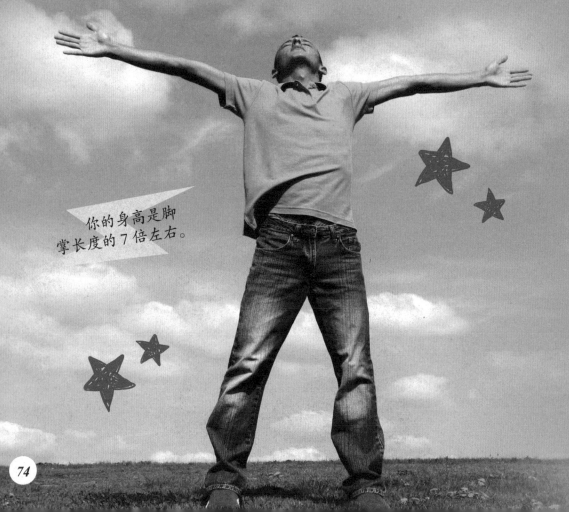

你的身高是脚掌长度的7倍左右。

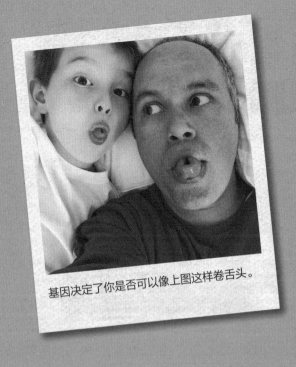

基因决定了你是否可以像上图这样卷舌头。

都怪你爸妈

　　基因位于细胞内部，相当于一套完整的身体生长指南，它决定了你的外貌、行为、得某种疾病的概率等。你从父母身上分别继承了一组基因，这种生殖方式能够保证人类的基因具有多样性。

生长指南

　　每个细胞里的基因数量超过 25 000 个。它们位于 23 对染色体上，其中一半来自父亲，另一半来自母亲。染色体由遗传物质组成，看上去像是扭在一起的面条。它们决定了你出生时的性别和其他生理特征。

天生如此

　　基因对一个人的性格和才能到底有多大影响，现在还没有一个定论。科学家一直在进行相关的研究，想知道擅长下棋、有音乐天赋和语言天赋等是不是完全由基因决定。他们还提出一种理论，认为存在着一种"勤奋基因"，该基因会让一个人更加坚持不懈，努力提高自我。

DNA 的全称是脱氧核糖核酸。如果把一个细胞里所有的 DNA 全部拉直，约有 2 米。

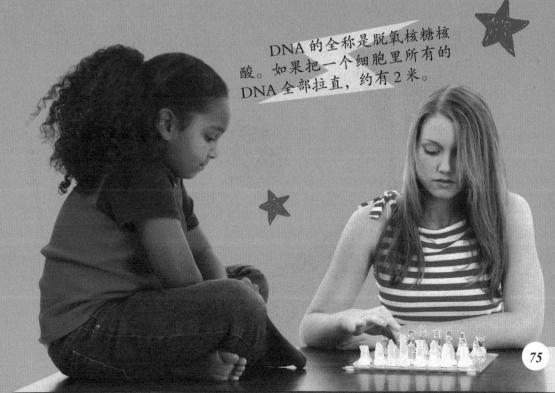

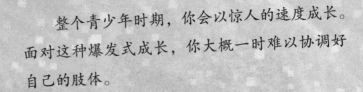

趣闻 61 你会随着成长而变得笨手笨脚

整个青少年时期，你会以惊人的速度成长。面对这种爆发式成长，你大概一时难以协调好自己的肢体。

怎么回事

青少年时期是身体经历巨大变化的阶段。你迎来了青春期，开始向成人过渡，这时你的身心都在飞速成长，但这个过程并非一帆风顺，而是出现阶段性的起伏。这会对你的运动能力带来一定的影响，因为大脑需要一点时间，才能习惯你猛蹿的个子、增大的手脚，以及变化的身体曲线。

趣闻 62 女孩一般在18岁时就不长个子了，男孩则在20岁左右

青春期到来时，手脚是身体最先变大的部位。

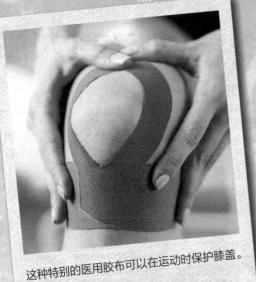

这种特别的医用胶布可以在运动时保护膝盖。

成长之痛

　　长得太快也会带来副作用，它不仅让人变得笨拙，有时还会带来疼痛感。许多 8 ～ 12 岁的孩子时不时会腿部抽筋或肌肉疼痛。一种名为胫骨结节骨软骨病的疾病常常体现为膝盖疼，主要是因为孩子在长身体期间运动过度所致。

变化时期

　　你之所以会经历青春期的一系列变化，是因为脑垂体开始释放一种特殊的荷尔蒙。其中一些是生长激素，另一些则让你的某些部位长出毛发，脸上也开始冒出青春痘。对女孩来说，青春期一般开始于 11 岁左右，男孩则是 12 岁，不过这个时期因人而异，8 ～ 14 岁开始青春期都是正常的。

小腿后部的跟腱是全身最粗的肌腱。

越长越高

　　当你处于生长期时，双脚几个月内就会增大好几号，身高也会嗖嗖地往上蹿。每个人的生长速度不尽相同，一般来说，小孩 2 ～ 10 岁时，每年大约长高 6 厘米，青春期则会达到这个速度的 2 倍。

我越来越够不着自己的脚尖了……

青春期会重塑你的大脑

在青少年阶段，不仅身体会飞速成长，大脑也会。进入青春期，你的大脑皮层会迅猛生长，而大脑的其他部分则在成年之前逐渐发育完善。

大脑发展期

大脑有两个发展关键期，一个是幼儿期，另一个就是青春期。在这两个时期，大脑处理信息的能力大大提高，与身体其他部分的联系也在增强。幼儿最先发展的大脑机能包括运动协调、感知世界等，至于做好计划、控制情绪、处理冲动等复杂的脑力活动，则需要更多时间来慢慢完善。

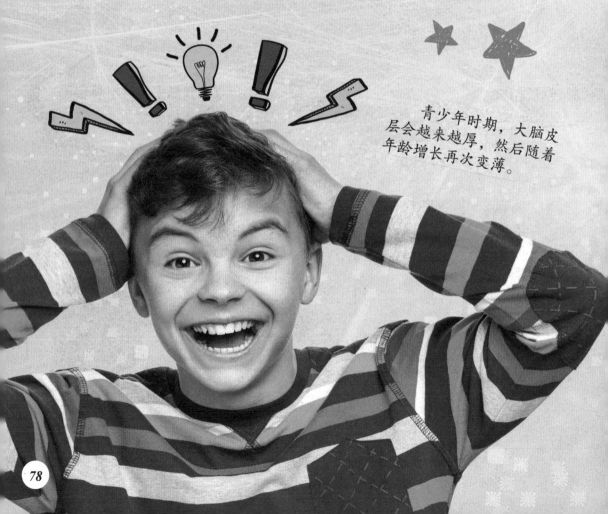

青少年时期，大脑皮层会越来越厚，然后随着年龄增长再次变薄。

危险时期

大脑中控制情绪、记忆和行为的区域分散在各处,它们被统称为边缘系统。青少年时期,大脑通过不断学习,处理愤怒、愉悦等情绪的能力不断提高。同时,这也是一个危险时期,因为孩子们十分渴望冒险与刺激,但缺乏成人那样的风险评估能力,对责任和后果的认知能力也有待提升。

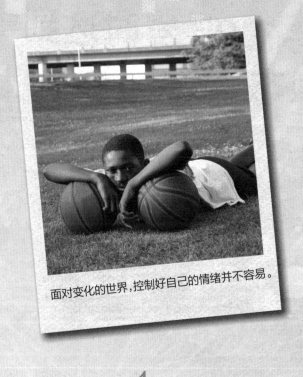

面对变化的世界,控制好自己的情绪并不容易。

激情岁月

说完精神层面的事,现在让我们聊聊身体的变化。新的荷尔蒙会引发粉刺,刺激毛发生长,让身体发出特别的气味,这真是棒极了!男孩和女孩变得日益成熟,其中男孩肩膀变得更宽,女孩胸部和臀部的曲线也开始凸显。

变声期

青春期里,一个很小但很重要的身体部位也开始发育,那就是喉结。发育的喉结让男生的嗓音明显变得低沉,女生的音调也会稍微变低,但变化幅度不太明显。

男生变大的喉结会在喉咙前方凸显出来。

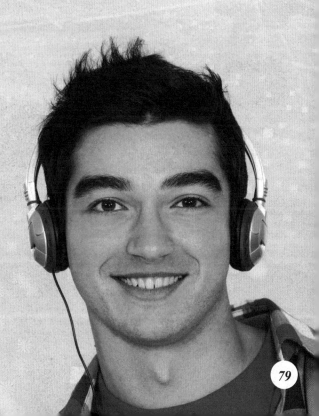

79

人体会在 25 岁时达到巅峰状态

出生后，你的身体就一直在努力生长发育。到了 25 岁，它便达到一生中骨骼密度最大、肌肉最强壮、大脑最灵光、眼睛和耳朵最敏锐的时期。

巅峰时期

在人生最初的二十几年，身体和头脑一直在走上坡路。职业运动员在二十几岁时，视力、耐力、爆发力和反应速度都达到了顶峰，而且心理也足够成熟，能够坚韧不拔地完成系统训练。不仅如此，在这个阶段，解决问题的能力、发散思维的能力和储存信息的能力也是一生中最出色的。

研究表明，25 岁是一个人拥有朋友最多的时候。

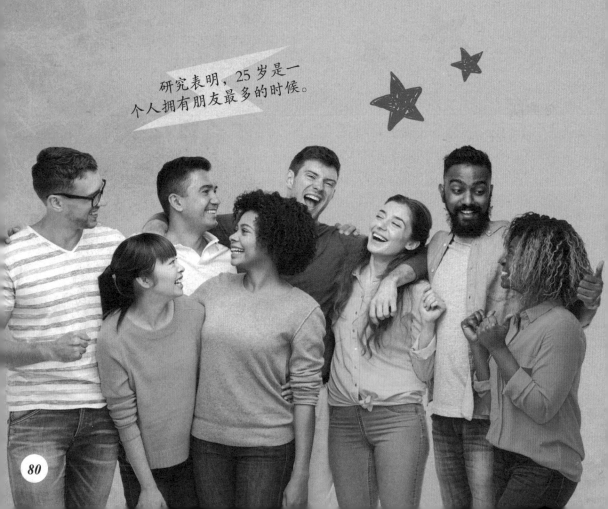

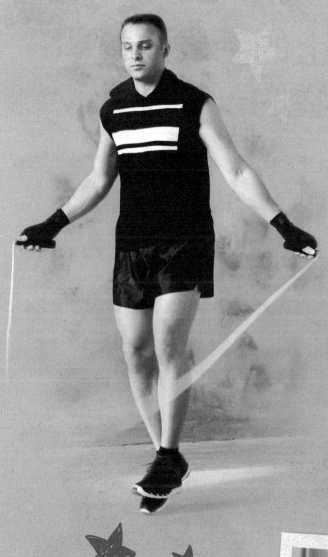

骨骼储备

　　青少年时期，人的身体会源源不断地生产骨细胞，让骨头长得更大、更坚固，并在 18 ~ 25 岁时达到骨密度的最大值。在此之后，身体依然生产骨细胞，但收不抵支，流失越来越多。所以，年轻时要让骨头好好长，做好骨骼储备的工作，以便应对日后的长久损耗。对此，你要增加钙和维生素的摄入，同时做一些锻炼，例如跑步、跳舞、跳绳以及球类运动等。

学龄期

　　学龄期儿童处于吸收知识的黄金时期。在这个阶段，大脑会积极地探索一切事物，使得我们能够学习新语言、存储新知识、处理新信息等。父母不必太担心孩子使用词汇的水平和控制情绪的能力，因为它们会不断提高。

朋友和家人

　　一项关于手机和社交网络的研究表明，你拥有朋友最多的时期是在 25 岁。在这个时期，你会遇到许多人，并且花大量时间与朋友相处。当你有了工作，组建了家庭，就会变得十分忙碌，社交圈子也逐渐缩小，与许多人慢慢失去了联系，最后只与少数几个亲友保持往来。

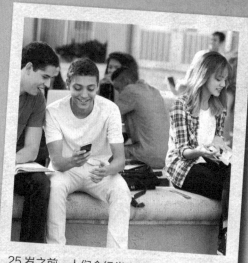

25 岁之前，人们会经常交到新朋友，并花很多时间与各种各样的人交往。

你身上的毛发数量和黑猩猩的一样多

人体约有 500 万根毛发，覆盖全身各处，只有嘴唇、手掌和脚底除外。黑猩猩的毛发数量和我们差不多，但是更黑、更粗大。

毛皮大衣

哺乳动物的皮毛有一项非常实用的功能，就是保暖。然而毛发太浓密反而不利于汗水蒸发，容易使人的体温过高，于是人类的体毛越来越稀少，天冷了就通过穿衣服来解决御寒的问题。

我们每天大概要掉 100 根头发。

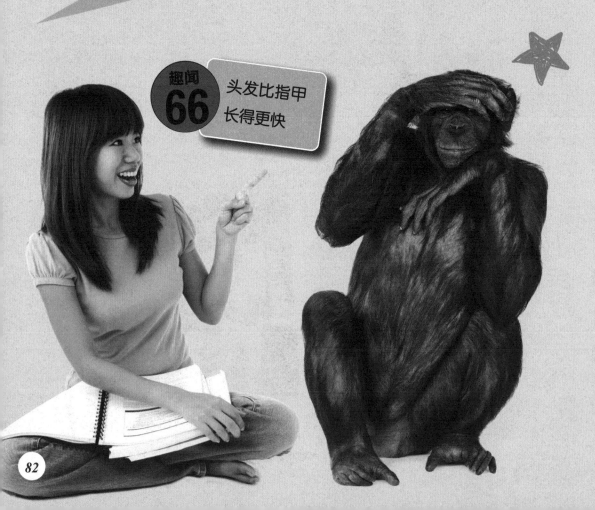

趣闻 **66** 头发比指甲长得更快

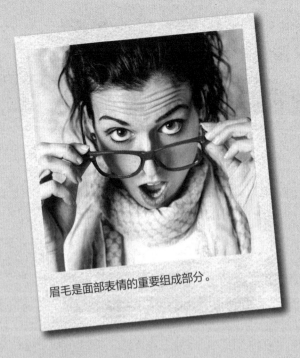

眉毛是面部表情的重要组成部分。

毛发护理

有些毛发虽然不保暖，但能为身体提供保护。鼻子里的纤毛会阻挡空气中的灰尘、花粉和烟雾，不让它们进入呼吸系统，免得引发不良反应。睫毛也有防尘的作用，同时还能减轻因水分蒸发引起的眼球干燥。眉毛可以挡住汗水和雨水，不让它们流进眼睛，给你一个清晰的视野。另外，睫毛和眉毛还能遮挡光线，减少阳光直射。

锁住营养

每根毛发都是从皮肤里一个个小细管里长出来的，它们被称为毛囊。毛囊的底部有血管，用于给毛发提供氧气和营养物质。毛囊的形状决定了头发是直还是弯，是粗还是细。毛囊根部的皮脂腺会分泌油脂，能让头发变得光滑柔顺。不过，油脂分泌过多会让头发油腻，过少则会让头发干枯。

汗毛起立

胳膊和腿上的汗毛很想替你保暖，不过它们已经今非昔比，力不从心了。当皮肤上的微小肌肉突然大量收缩，便会出现鸡皮疙瘩，再加上一身竖起的汗毛，热量就会被留在蓬松的毛发间了。

趣闻 **67** 圆形的毛囊会长出直发，扁扁的毛囊则会长出鬈发

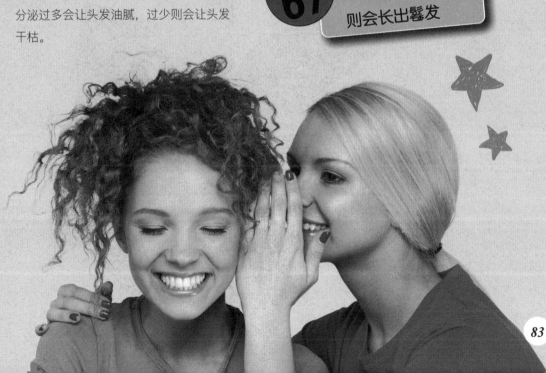

手上和脚上的汗腺是全身最密集的

出汗是你身体散热的一种方式。汗液从身体蒸发，便会带走多余的热量。全身各处汗腺众多，而手上和脚上的最为密集。

一般来说，女人的汗腺数量比男人多，但男人的汗腺更为活跃。

耳朵里的汗腺发生了变异，不会出汗，但会产生耳垢

汗流浃背

汗水从皮肤深处的汗腺通过一根细导管冒出来。你手上或脚上小指甲盖那么大的一块皮肤上就有大约 370 个汗腺。同等面积下，前额有 175 个汗腺，双腿和背部有 60～80 个。当人们进行高强度运动，或因某事而感到恐惧时，都会汗流不止。

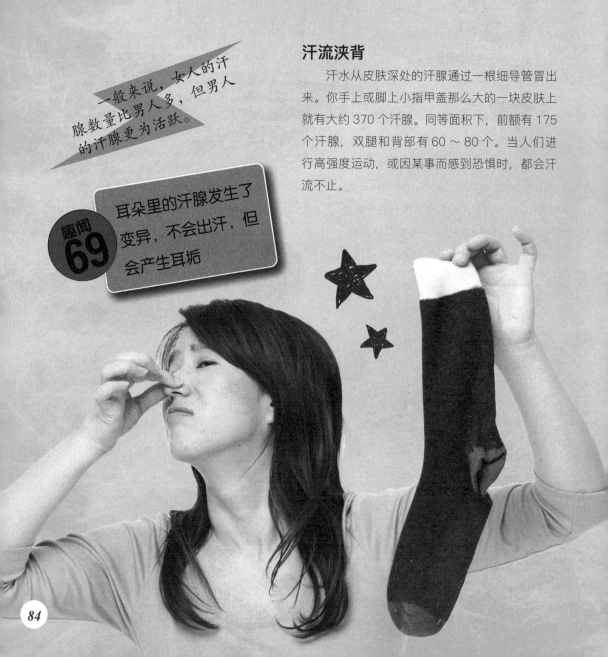

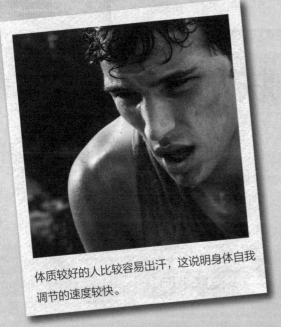
体质较好的人比较容易出汗，这说明身体自我调节的速度较快。

小汗腺

　　人体有 200 万～ 500 万个汗腺，不过每个人的汗腺活跃程度并不一样，这导致了人出汗多少有所差别。汗液分两种，第一种来自外分泌腺，它又被称为小汗腺。这种汗液大部分是水，还有一些盐和钾。如果一个住在寒冷地区的人搬到热带地区，他的出汗能力可以提升至之前的 2 倍。

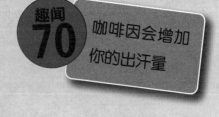

趣闻 **70** 咖啡因会增加你的出汗量

大汗腺

　　毛囊里还有另一种汗腺，叫作顶泌汗腺，又称大汗腺，它通常分布在身体毛发浓密的地方，例如腹股沟、腋下和头皮等。顶泌汗腺分泌的汗液中有油脂和蛋白质，与皮肤上的细菌混合后，就会产生刺鼻的气味。这种汗液蒸发缓慢，会在衣服上留下黄色汗渍，因此很多人一到夏天，就经常在腋下喷洒止汗露和除臭剂。

狗身上的汗腺非常少，因此要经常张大嘴巴，通过喘气来散热。

汗湿的掌心

　　小汗腺是与生俱来的，它一直辛勤工作，只为帮身体降温。大汗腺到了青春期才会出现，它是荷尔蒙的产物。汗腺受神经系统控制。即便你待在凉爽的房间里，可是由于马上要与大人物会面，或者即将发表公众演讲，紧张之下，你也会汗湿手心。

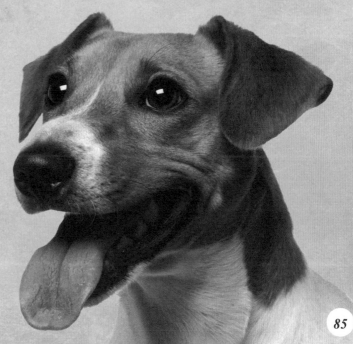

身体健康

趣闻 71 你的皮肤就像一床羽绒被

你的皮肤带给你温暖而安全的感觉，简直就像一床舒适的被子。成年人全身皮肤摊平的话，差不多有一张单人床那么大。

皮肤小护卫

皮肤是人体最大的器官，它包裹着全身，如果全部摊开的话，差不多有 2 平方米，不过这画面有些不堪设想。皮肤保护着所有重要的器官，同时能阻挡脏东西进入体内。另外，皮肤也有防水功效，让身体不会被水泡得膨胀，还兼有过滤网的功能，能够过滤掉有害的太阳辐射。

趣闻 72 眼皮处的皮肤最薄，脚跟的皮肤最厚

成年人全身皮肤的重量相当于 10 个篮球的重量。

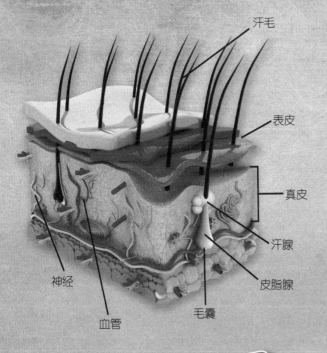

汗毛

表皮

真皮

汗腺

皮脂腺

神经

毛囊

血管

表皮

皮肤最外面那一层被称为表皮，它结实柔韧，能够弯曲或拉伸。表皮层每个月都会完全更新一次，旧细胞死去，新细胞长出来，脱落的皮屑则变成一种名为尘螨的寄生虫的食物。

真皮

表皮下面是真皮，那里布满血管、神经、汗腺、毛囊和皮脂腺。它比表皮厚得多，就像一个保护垫，同时控制着你的体温，并且能感知物体，形成触觉。

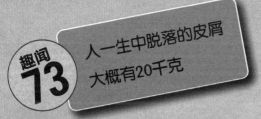

趣闻 **73** 人一生中脱落的皮屑大概有20千克

保护皮肤

表皮里含有黑色素，能够过滤掉有害的紫外线。深色皮肤更能胜任这一工作，肤色较浅的人就比较容易晒伤。过多的紫外线会破坏细胞里的 DNA，导致皮肤癌发生。

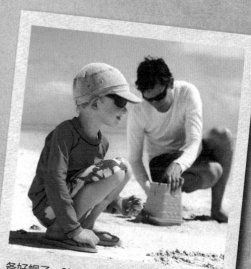

备好帽子、防晒霜和浅色衣服，以免被晒伤。

你脚上全是细菌

数以百万计的细菌在你脚上安家落户。你全身大约养着1000种细菌，它们有些对身体有害，有些却有着重要的作用。

破坏分子

细菌非常小，也被称为微生物。它们有些是入侵人体的外敌，让人喉咙痛、食物中毒，甚至患上肺炎、脑膜炎等严重的疾病；有些则是体内的良好居民，生活在嘴巴、肠胃以及皮肤上。双脚通常是细菌的重灾区，因为它们始终塞在密不透风的鞋袜和被褥里。

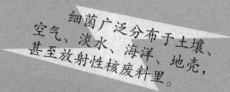

细菌广泛分布于土壤、空气、淡水、海洋、地壳，甚至放射性核废料里。

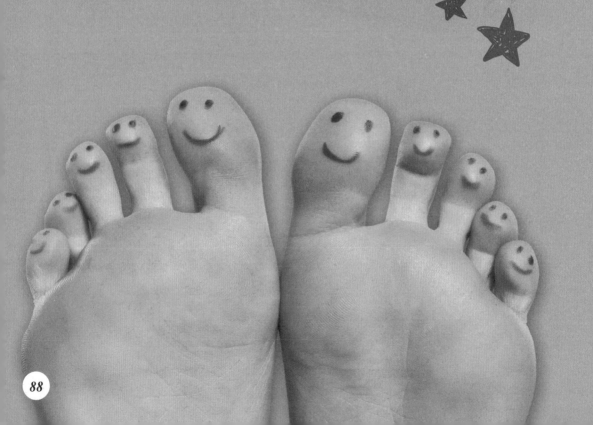

双脚的敌人

一些寄生在脚上的细菌以皮屑和油脂为生，它们很喜欢有汗的鞋子，能在这种温暖无光的地方飞速繁殖。这些细菌要么让双脚散发出糟糕的气味，要么造成皮肤感染，让脚趾之间又红又痒，这跟脚气病的症状很像。脚气病是真菌造成的，治疗方法跟细菌感染不一样，但这两种病都很让人讨厌。

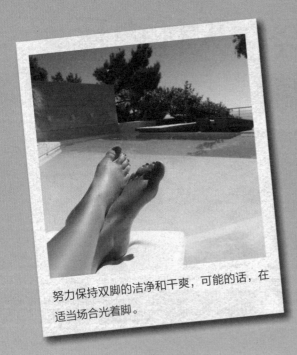

努力保持双脚的洁净和干爽，可能的话，在适当场合光着脚。

嘴巴里大概有600种不同的细菌。

好的细菌

消化系统需要细菌的帮助，才能分解食物，吸收营养。细菌还会帮助生产一些身体需要的维生素，包括维生素 B 和维生素 K。有的细菌能帮助身体杀死病菌，分解多余的药物成分以及过剩的荷尔蒙。

坏的细菌

研究表明，你嘴里的口水至少有 5 亿个细菌。不及时清理的话，就会形成牙菌斑，导致蛀牙和各种牙龈疾病，因此按时刷牙非常重要。一些细菌会随着呼吸和吞咽进入人体，不过唾液和胃里的酶会把它们消灭掉。

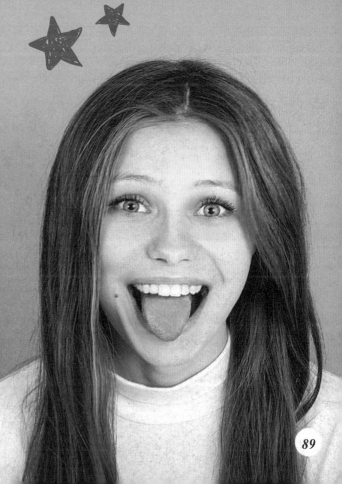

病毒会在人体内玩捉迷藏

跟细菌不同，病毒没有细胞结构。它们十分狡猾，一旦进入人体，就会产生变异，以躲避人体的防御系统。

搭细胞的便车

病毒比细菌小得多，有的只有细菌的1%。它们无法独自生存，只能借住在细胞内部，在那里生长繁殖，再从一个细胞扩散到另一个细胞。为躲避人体免疫系统的反击，病毒会对自身做出改变，好骗过细胞的防御工事。

科学家研究和了解的病毒有4 000多种，不过他们认为全球病毒总数至少有40万种。

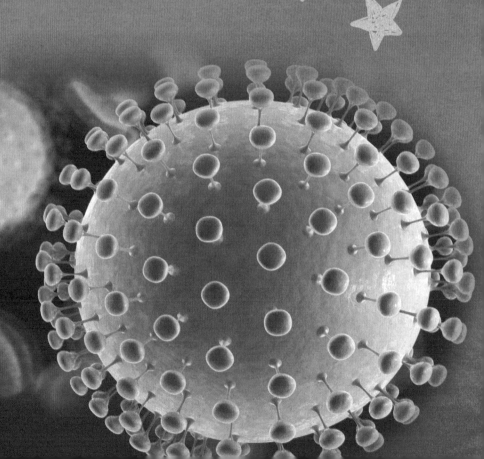

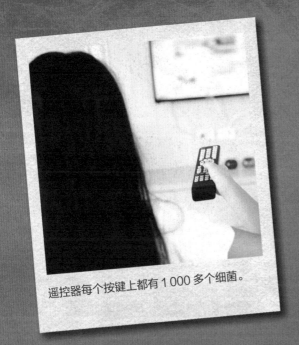

遥控器每个按键上都有1000多个细菌。

病菌的传播性

　　细菌和病毒都会使人生病，还能通过病人传染给其他人。这些病菌通过咳嗽、打喷嚏等方式，轻易地从一个人来到另一个人身上。它们还可以通过物体表面进行传播。如果你摸了带病毒的门把手，再摸自己的鼻子或嘴巴，就有可能被感染。流感病毒可以在门把手、键盘这样的物体上存活48小时。

人畜共患病毒

　　有些病毒对感染对象很挑剔，例如某种植物病毒就只会感染植物。不幸的是，许多动物体内的病毒也可以传染给人。埃博拉病毒和艾滋病病毒就是典型的例子。它们最初可能是在蝙蝠或黑猩猩身上产生的，后来却在人身上肆虐。还有，狂犬病毒也会从被咬破的伤口进入人体。另外，人类流感也可以在家猪和鸟类间传播。这种随意乱窜的病毒被称为人畜共患病毒。

能让人感冒的病毒有200多种。

四处藏身

　　跟细菌一样，病毒也是无处不在。包括土壤、空气、淡水和冰层等地方，都是病毒希望找到宿主的地方。

身体是一处战场

身体时刻都在战斗，都在保卫自己。你体内有一套完备的机制，用来抵御外敌入侵，它被称为免疫系统。

为健康而战

皮肤是免疫系统的第一道防线，它能将许多坏分子挡在体外。要是皮肤不小心被割破或擦伤，白细胞会杀死突破第一道防线的众多病菌。免疫系统有各种武器，可以应对危害人体的单细胞有机体，即细菌、病毒和真菌等微生物。

发现病毒！攻击！攻击！

微生物实在是太小了，即便有好几百万也会被消灭。

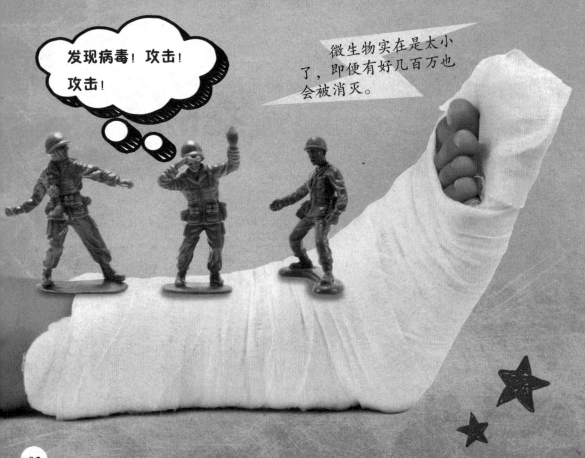

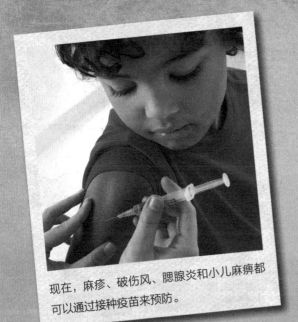

现在，麻疹、破伤风、腮腺炎和小儿麻痹都可以通过接种疫苗来预防。

准备就绪

当免疫系统觉察到外敌入侵，就会产生抗体，以此杀灭被感染的细胞，并阻止疾病扩散。这些抗体从此就会留在体内，以备不时之需。等下次遇见相同的"敌人"，身体就会迅速展开有效地反击。

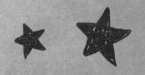

唾液和眼泪里的酶也可以杀死微生物。

疫苗

疫苗可以帮助人体对付一些危险的疾病。医生将某种病菌弱化至无害程度，然后小剂量注射进你的身体。免疫系统对此做出反应，迅速产生抗体，然后将病菌消灭。等以后你真的遇到了这种病菌，体内就有了可以与之抗衡的武器。

黏膜

人体里有一批外表湿滑、其貌不扬的"战士"，它们就是眼、口、鼻以及消化系统里的黏膜。它们分泌浓稠的保护性液体，以保持这些器官湿润，并阻止微生物入侵。尤其是胃黏膜，它努力地防止人体吸收有害物质。

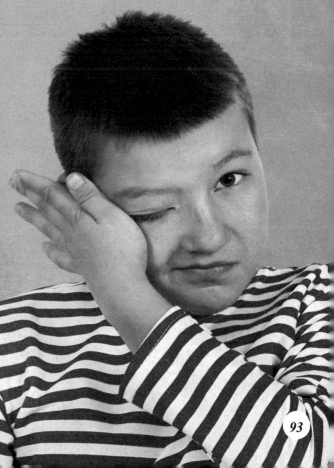

有人对手机过敏

一个人不能打电话，也不能发短信，真是难以想象。许多手机含有金属镍、铬和钴，这可能会导致皮肤过敏，产生肿胀、水疱和红疹等可怕反应。

花粉症是人体最常见的过敏反应之一。

过敏反应

许多人对一些特定的食物、植物、动物、香水、金属或化学物质很敏感，会出现皮肤红肿或发炎等症状，这被称为过敏反应。起过敏反应的人还会打喷嚏、流鼻涕、眼睛发痒、感觉恶心或呼吸困难，严重时甚至会有生命危险。

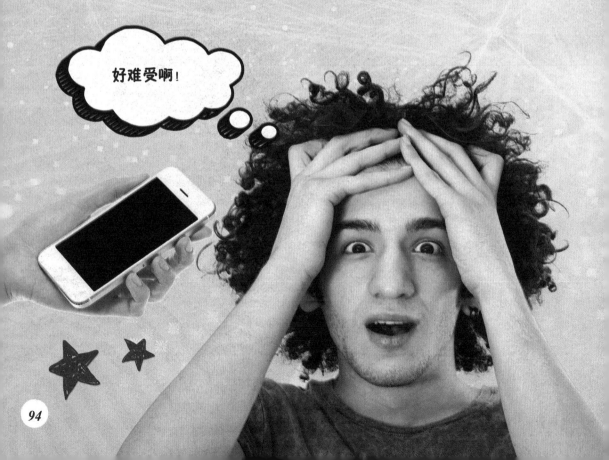

好难受啊！

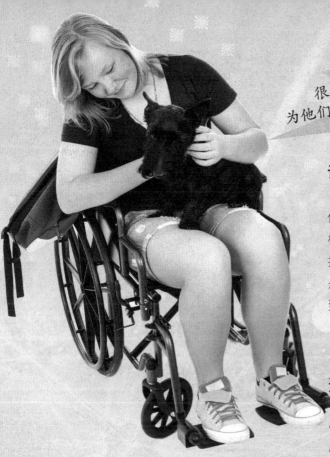

很多人没法养宠物，因为他们对动物皮毛过敏。

认错对象

免疫系统产生抗体是为了抵御病菌，但有时它也会搞错对象，像对待病菌一样，向一些对人体无害的物质发起攻击。抗体会让一些细胞在血液中释放组胺，正是这种物质导致了过敏反应，使得每次碰到相同的对象都会准时发作。

过敏性休克

过敏反应不仅痛苦，有时还很危险。它能导致气管闭合，让人呼吸困难，极端情况下甚至会造成休克。患者休克时，嘴唇、舌头和喉咙变得肿胀，以致无法吞咽或呼吸，严重不适时会昏迷不醒。

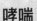

哮喘

哮喘是一种常见的呼吸系统疾病，它会让人胸口发闷，喘不上气来，尤其在运动过后或天气寒冷的时候。过敏反应是导致哮喘发作的原因之一。有一种医疗器材可以将药物直接喷进气管，这样就可以缓解症状，使得患者能够正常呼吸。

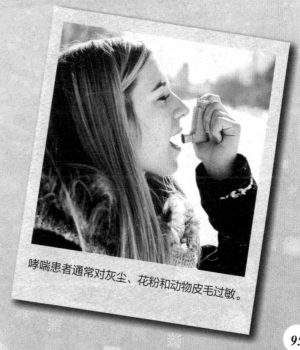

哮喘患者通常对灰尘、花粉和动物皮毛过敏。

牙齿可以揭示一个人的年龄

恒牙在一个人的童年就会出现，并且会伴随一生。科学家通过牙齿化石来了解我们的祖先，那里面包含了许多关于年龄、饮食、疾病和人种的信息。

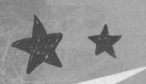

2015 年，人们在法国发现了一颗 50 多万年前的古人类牙齿。

成长的代价

大部分小孩长到五六岁，乳牙就开始摇摇欲坠，然后逐渐脱落，并被恒牙取代。恒牙不如乳牙洁白，但尺寸更大，咬合面凹凸不平。这副新牙齿会随着时间的流逝遭到侵蚀，因此古人类的牙齿化石给了历史学家许多有用的线索。

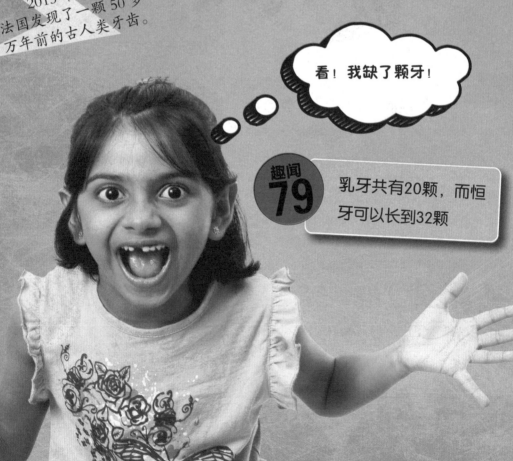

看！我缺了颗牙！

乳牙共有20颗，而恒牙可以长到32颗

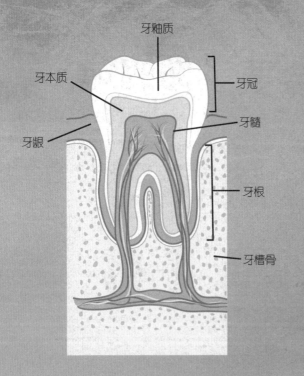

牙釉质

牙本质

牙龈

牙冠

牙髓

牙根

牙槽骨

牙齿的结构

　　牙齿露在外面的部分被称为牙冠，牙根则牢牢扎在牙龈里。牙冠最外层覆盖着坚硬的牙釉质，里层是厚实的牙本质，最里面则是包含神经和血管并一路通到牙根底部的牙髓。

"按牙索骥"

　　牙齿虽然坚硬，但也架不住日复一日地磨损。科学家通过研究牙齿化石上的磨痕、外伤和空洞，来确定化石主人去世时的年龄，并推测他们的生活习惯，如生前是否吸烟，会不会频繁地拿牙齿当工具，以及他们周围的人文环境等。

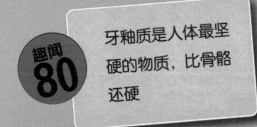

趣闻 **80**

牙釉质是人体最坚硬的物质，比骨骼还硬

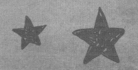

牙齿反映时代

　　历史上，人类的生活方式经历了几次重大改变，考古学家从古人类的牙齿化石中发现了这一点。牙齿化石揭示了人类当时主要吃什么，是渔猎、采集时期那些坚硬难嚼的东西，还是农耕社会中富含淀粉的蔬菜、水果与谷物。

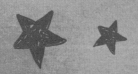

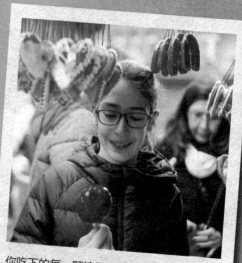

你吃下的每一颗糖果都会对牙齿产生影响。

趣闻 81 蛀牙会要了你的命

乍看有点儿危言耸听，不过牙齿被感染后若不治疗，可能真的会危及生命。如果牙齿上的病菌扩散到全身，后果会非常严重。

可怕的口腔疾病

寄居在嘴里的细菌非常喜欢甜甜的东西。它们会导致蛀牙和牙龈疾病，严重的会导致牙龈和下颌骨脓肿。这些疾病让人痛得要命，而且要是不走运的话，细菌会进入血液，然后流遍全身，进而造成多个器官衰竭。

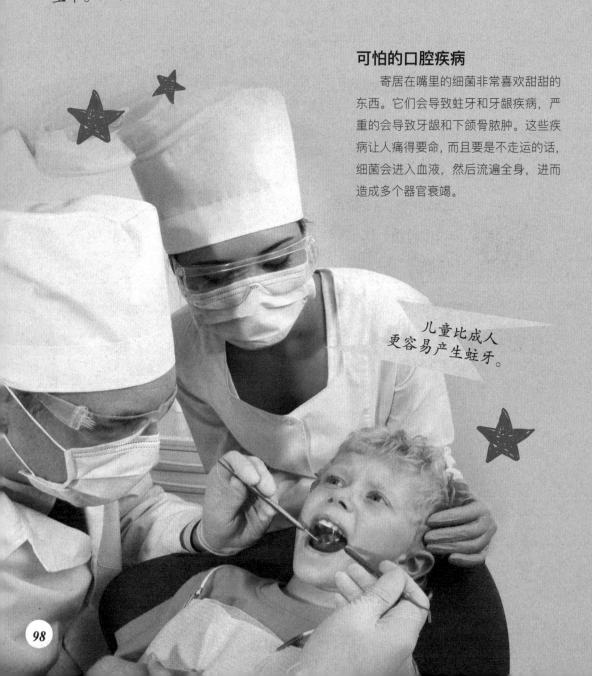

儿童比成人更容易产生蛀牙。

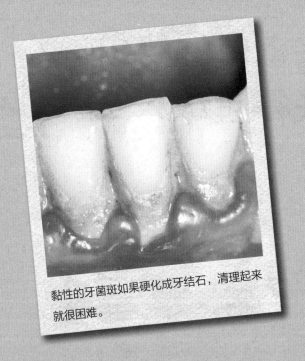
黏性的牙菌斑如果硬化成牙结石，清理起来就很困难。

勤刷牙

甜食和淀粉附着在口腔里，形成牙菌斑。牙菌斑是透明的，具有黏性，让牙齿表面变得不再光滑，并且有种毛茸茸的触感。口腔细菌以这些牙菌斑为食，同时释放酸性液体，腐蚀牙釉质。一个人最好每天刷两次牙，牙缝和牙龈都要仔细刷。

最早的牙刷是猪鬃做的。

牙齿的分类

人类的牙齿可以分为好几种，它们各有各的用途。正中间的四颗被称为门齿，主要用来咬住食物。它们两边是尖尖的犬齿，用来撕扯食物。再往里就是一些平顶的牙齿，被称为前臼齿，是用来压碎东西的。最里面是臼齿，它们个头儿最大，负责把食物嚼烂。

一去不复返

与其他身体器官不同，牙齿不能自我修复。最外层的牙釉质不是活的组织，受损后无法自己长好，所以我们一定要照顾好自己的恒牙。其中臼齿尤其容易被腐蚀，因为它的咬合面很大，而且凹凸不平，食物残渣很容易黏附在上面。

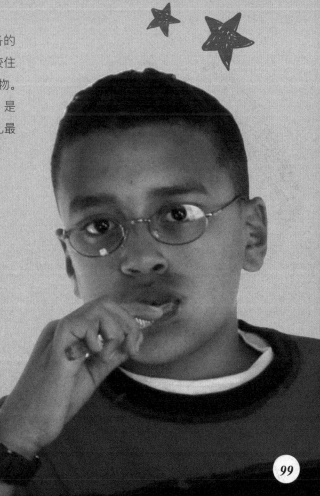

人类肠胃里的绦虫可以长得超级大

绦虫是人体最大的寄生虫，有的可以长到 12 米，比 7 个人的身高总和还要长。它们能从被感染的动物身上进入人体。

绦虫

寄生虫一般生活在生物体内或体表。绦虫住在人类的小肠里，贴在小肠内壁吸收营养。这种寄生虫在发展中国家较为常见。较差的卫生环境有利于它们繁殖，它们能通过不洁的食物和水源进入宿主体内。不过，人体内的绦虫比较容易通过药物被杀死。

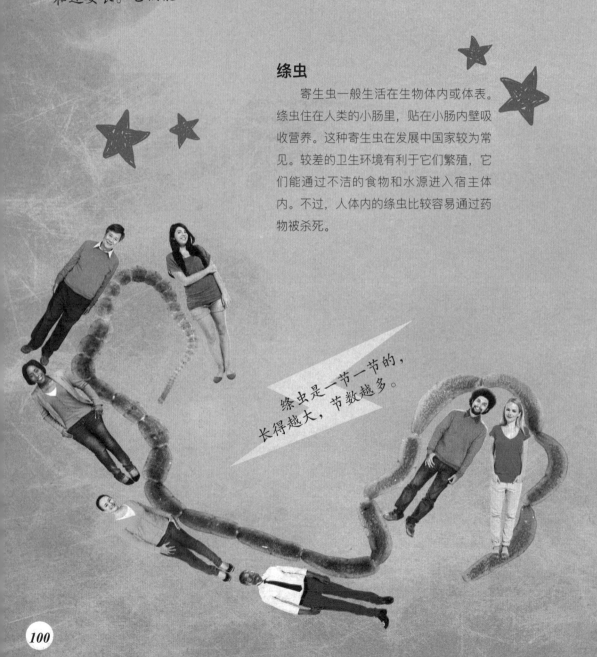

绦虫是一节一节的，长得越大，节数越多。

虱子

虱子也是人体的寄生虫之一，它通过叮咬皮肤来吸食血液。虱子是一种没有翅膀的昆虫，能寄居在人体皮肤的多个部位。虱子有好几种，其中头虱较常见，尤其在小孩头上，有时几只虱子就可以迅速繁殖一大片。跳蚤（见右图）也是一种昆虫，它能借助动物来传播，咬起人来毫不留情。

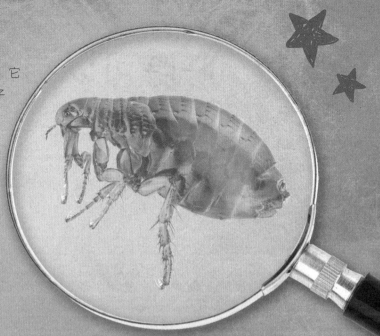

螨虫

不是所有人体寄生虫都像绦虫这么大，有的只有一丁点儿大，例如螨虫。这种微小的八条腿生物种类繁多，有的来自动物，喜欢叮咬皮肤，导致人瘙痒，起红疹；有的以皮屑和毛囊油脂为食；还有的住在睫毛和眉毛上，被称为蠕形螨，小得让人完全感觉不到。

雌性跳蚤一天吸食的血液相当于自身重量的 15 倍。

蚊子

蚊子是蚊科动物中的一种，在湖泊或水沟这样的静水里产卵后繁殖。它们长着吸管一样的嘴，能刺穿人类的皮肤，然后吸食血液。许多人对蚊虫叮咬过敏，会在皮肤上起一个小肿块，同时发红、发热并发痒。一些蚊子会传播致命的疾病，疟疾就是其中之一，这种病已经夺走了数百万人的生命。

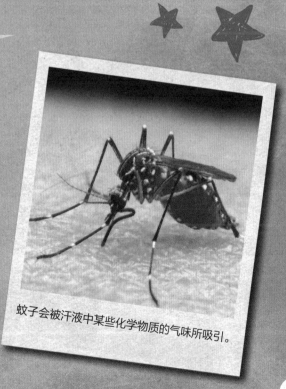

蚊子会被汗液中某些化学物质的气味所吸引。

肝脏可以再生

肝脏实在是个了不起的器官，它承担着人体 500 多项工作。如果部分肝脏因为受到损害而被移除，肝细胞就会加速生长，直至恢复到肝脏原来的大小。

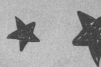

就算肝脏只剩下原先的四分之一，也能设法恢复原状。

自我修复

为了让身体正常工作，肝脏真是任劳任怨。然而由于疾病或衰老的影响，或者受到乙醇及毒品等有害物质的损害，肝细胞也会受损，但其修复速度十分惊人。肝脏比身体其他器官更为顽强，就算自身的大部分都已失去，剩下的细胞也会迅速将缺失补上。

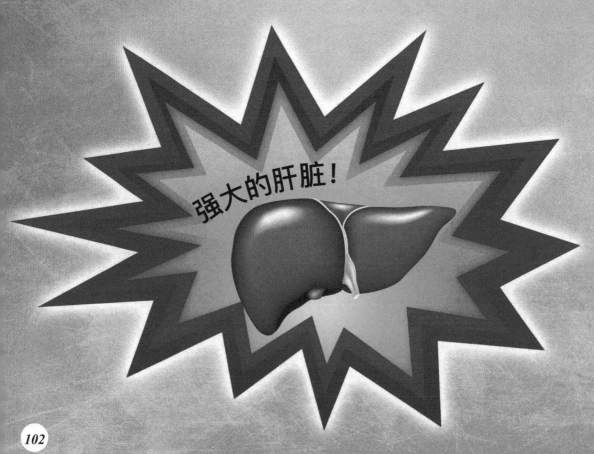

强大的肝脏！

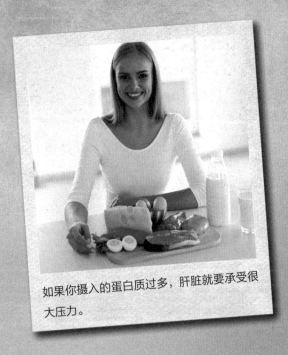

如果你摄入的蛋白质过多，肝脏就要承受很大压力。

肝脏受损

虽然肝脏有着强大的自我修复能力，但还是招架不住某些攻击。过多的乙醇会杀死肝细胞，留下瘢痕组织，甚至导致肝硬化。肝炎病毒也会入侵肝脏，导致人呕吐，让人感到疲倦，甚至让人的皮肤与眼白发黄等。

毒素的处理

血液里的毒素来源多种多样，有些是来自外界的乙醇、毒品和药物，有些则是体内的蛋白质分解产生的。肝脏先将血液过滤，然后将血液里的毒素转化成尿素，再由血液送到肾脏，最后变成尿液排出体外。

其他外来毒素还包括蚊虫叮咬和空气中的杀虫剂等。

凝血蛋白

肝脏有一项鲜为人知的工作职责，就是生产凝血蛋白。有了凝血蛋白，你才不会因为破个小口子就血流不止，或是在动手术、受伤时出现腹腔大出血。

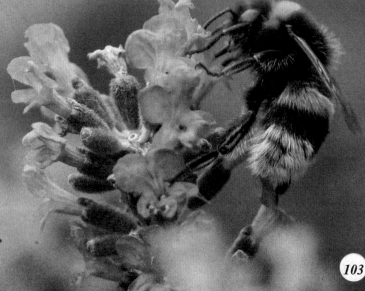

青柠可以救命

缺乏维生素C会导致可怕的坏血症。18世纪，一位随船医生发现柑橘类水果可以预防这种疾病，尤其是青柠，能让水手不至于在漫长的航程中丧命。

维生素C

身体可以合成许多化学物质，维持身体机能的正常运行，但我们依然需要从食物中摄取维生素。其中，维生素C可以从柑橘类水果和各种浆果里摄取。维生素C摄入不足的话，就会导致坏血症，让人虚弱无力，牙龈出血，严重的会导致死亡。幸好，坏血症如今已经非常少见了。

烹饪会破坏某些维生素，因此生吃蔬菜水果会对身体有好处。

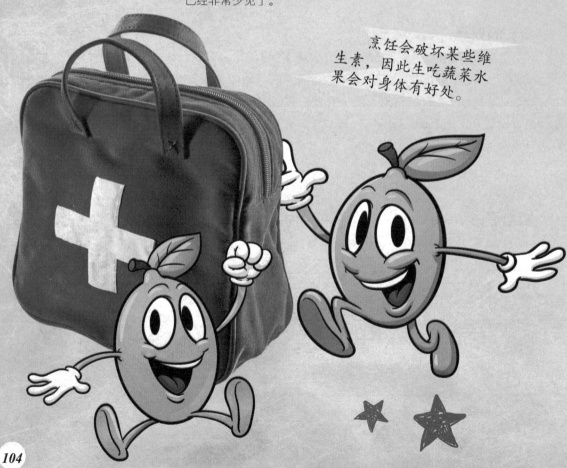

各种维生素

维生素 A、维生素 D、维生素 E、维生素 K 是脂溶性的，多见于奶制品和富含油脂的鱼类中，它们可以被人体储存在肝脏里，供日后慢慢使用。B 族维生素、维生素 C 和叶酸则是水溶性的，会随着尿液排出体外，因此需要随时补充。

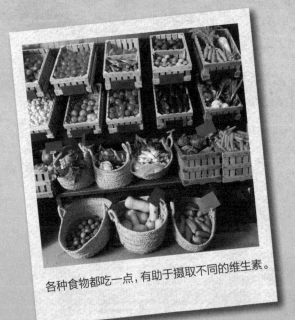

各种食物都吃一点，有助于摄取不同的维生素。

市面上的谷物麦片里一般都添加了矿物质，好让你早餐吃得更健康。

维生素D

维生素 D 能促进骨骼生长，并保障肌肉、肺部和大脑顺利地工作。它比较特殊，很难从食物中获得，但身体可以通过晒太阳获得。每天在外面晒太阳 20 分钟，就足以获得一天所需的维生素 D 了。

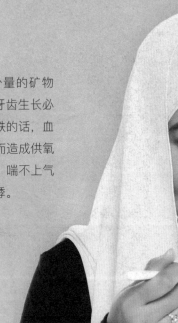

哈哈，这东西富含矿物质！

矿物质的作用

我们还需要从食物中摄取少量的矿物质，尤其是钙和铁。钙是骨骼和牙齿生长必不可少的矿物质，而身体如果缺铁的话，血液中的红细胞数量就会减少，进而造成供氧不足，让人感觉疲倦，情绪低落，喘不上气来，甚至会导致脱发、头痛和心悸。

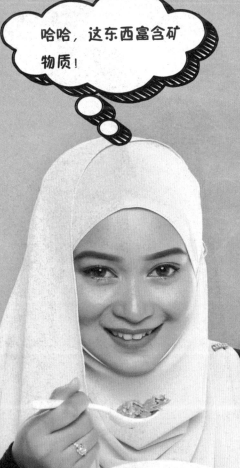

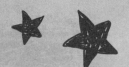

天气太冷，你有冻掉手指的危险

极端低温会冻伤甚至摧毁皮肤细胞。如果寒气继续深入，导致身体内部组织受损的话，那么这一部分肢体就会变黑，这就是俗称的冻伤。如果得不到及时救治，受伤者很可能会失去手指或脚趾。

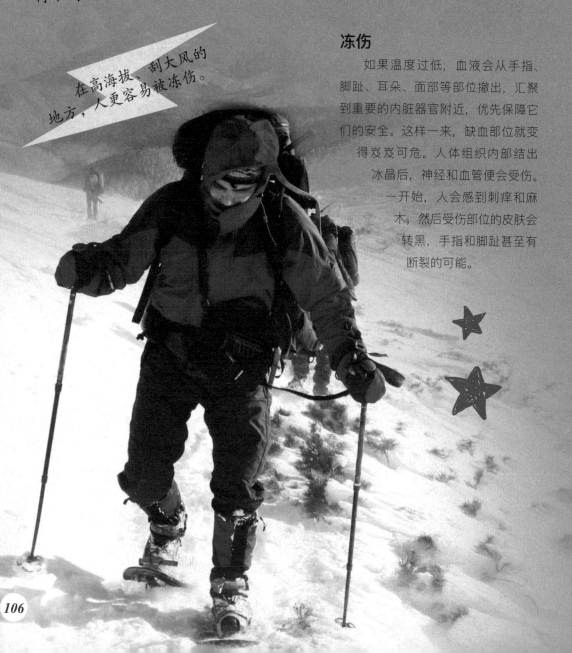

在高海拔、刮大风的地方，人更容易被冻伤。

冻伤

如果温度过低，血液会从手指、脚趾、耳朵、面部等部位撤出，汇聚到重要的内脏器官附近，优先保障它们的安全。这样一来，缺血部位就变得岌岌可危。人体组织内部结出冰晶后，神经和血管便会受伤。

一开始，人会感到刺痒和麻木，然后受伤部位的皮肤会转黑，手指和脚趾甚至有断裂的可能。

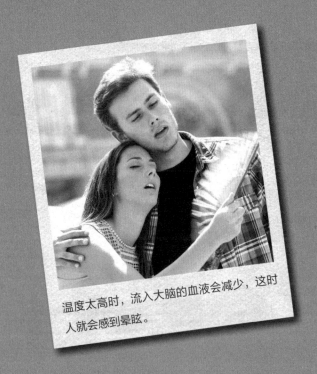

温度太高时，流入大脑的血液会减少，这时人就会感到晕眩。

下丘脑

人的体温通常保持在 37℃左右，手脚有时会稍微凉一点。皮肤里的温度感受器将周围的冷暖状况报告给大脑里的下丘脑。下丘脑负责维持人的正常体温，并会通过出汗或发抖等方式来调节温度。

当体温达到 40℃，身体自我调节机制崩溃，人就会中暑。

体温过高

体温过高是很危险的，首先身体会因大量出汗而脱水，进而人会感到虚弱无力，头晕目眩，甚至呕吐。情况更糟的话，人可能会变得意识不清。体温上升到一定程度，还会导致脑损伤，甚至危及生命。

发烧

当下丘脑发现人体受到感染时，它会主动升高体温，对抗疾病。于是，人就会发烧，会一边出汗一边发抖。

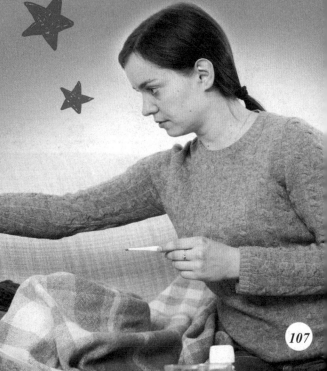

吃吃喝喝

你一生要吃掉6头大象

当然，不是真让你去吃大象啦，只是说你一辈子吃掉的东西差不多有6头大象那么重，而排出体外的废物基本相当于1.5头大象的重量。

失去的体重

留在体内的食物发生了什么变化？它们被你消化吸收，一部分变成了养料，维持身体各器官的功能；另一部分变成热能，保持身体温度的恒定。食物里面的水分会以各种方式排出体外。即使在天气凉爽、不怎么运动的情况下，一个成年人每天也能排出1升汗。呼吸会散发水分，再加上排尿，一个人每天能排出2.5升的液体。

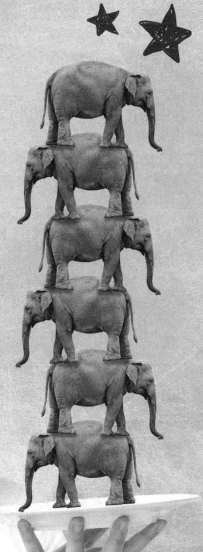

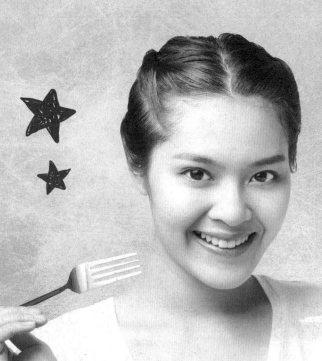

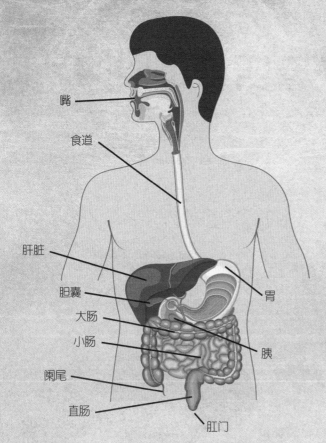

嘴

食道

肝脏

胆囊

大肠

小肠

阑尾

直肠

肛门

胃

胰

消化的全过程

嘴巴是消化系统的起点。食物被嚼碎后，会由喉咙咽下，然后经过一条叫作食道的管子进入胃部，接着再穿越肠道，最后从肠子末端排出体外。在这个过程中，许多器官都参与了进来。胰会分泌一种液体，帮助小肠消化食物。直肠则负责储存食物残渣，等里面的伸张感受器向大脑发出信号，你就知道自己该去厕所了。

食物之旅

食物被咀嚼完毕后，几秒钟便穿过食道，来到胃里，不过它们在那里会放慢脚步，待上 2 ～ 4 小时，具体时间长短要视食物的种类而定。接下来，它会在小肠里停留五六个小时，在大肠里待上近一天。因此，你早上吃下的东西，通常第二天才会以另一种形式出现在体外。

食物的能量

食物大致可以分成三种，即脂肪、蛋白质和碳水化合物。它们需要的消化时间各不相同，因此在体内扮演的角色也不太一样。碳水化合物最容易被人体吸收，因此能快速补充能量。蛋白质的构成比较复杂，分解时间较长，但能为身体提供持久的营养支持。脂肪最难消化，因此被人体储存起来，当作未来的能量储备。

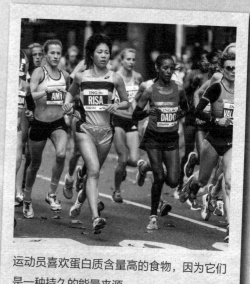

运动员喜欢蛋白质含量高的食物，因为它们是一种持久的能量来源。

109

你长着四种不同的牙齿

食物的消化最先从嘴巴开始。你长着各种各样的牙齿，它们分别用来咬断、撕扯、咬紧、压碎并磨烂食物。

了不起的牙齿

人体的四种牙齿形状各异，职责分明。门齿有着锋利的边缘，就像一把小凿子，专门用来咬断食物。犬齿比较尖锐，用于撕扯食物。前臼齿有着菱形的形状，顶部有两个小尖角。臼齿则四四方方，顶端有四个角。狮子这样的大型食肉动物有非常发达的犬齿，跟人类的中指一样长，专门对付难啃的生肉。

牙齿的三分之一埋在牙龈里。

欧芹、苹果、菠菜和蘑菇有助于对付口腔内的细菌，能减轻口臭

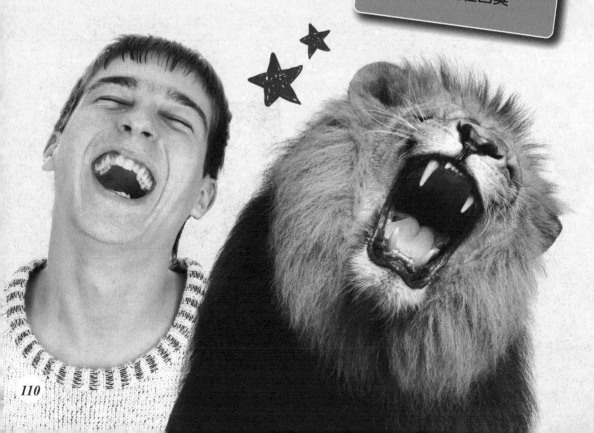

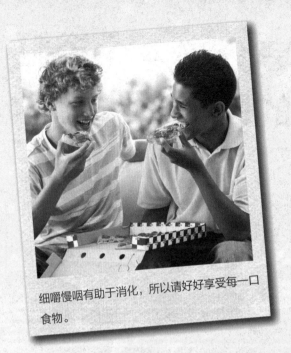

细嚼慢咽有助于消化，所以请好好享受每一口食物。

牙齿的咀嚼

咀嚼是消化的第一步。牙齿将食物嚼烂，便于食物的吞咽和消化。同时，唾液让嘴里的东西变得湿润，成为黏滑的食团，使其能够沿着食道顺利地滑下去。

舌头的搅拌

咀嚼的时候，舌头会将食物搅来拌去。舌头表面比较粗糙，所以能轻松地抓住食团，并将其从咽部推下去。作为身体的一种条件反射，吞咽动作发生得非常自然，完全不用多加考虑。

每个人的舌头表面都不相同，像指纹一样独一无二。

会厌软骨

人的咽部有一个小盖子，称为会厌软骨，它能防止你把饭吃进气管里。嘴巴后方有两根管子，一根通往胃部，一根通往肺部。通往肺部的气管会在呼吸时打开，在吞咽时关闭，这样可以让食物顺利地从食道滑下去。

趣闻 **89** 吞咽这个动作要动用嘴巴和喉咙里的50对肌肉

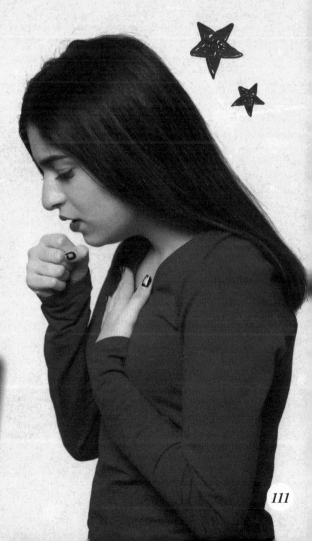

你每年要分泌 4 个浴缸那么多的唾液

唾液又称口水，是一种很重要的物质，能帮你分辨味道、吞咽和消化食物等。唾液被咽下之后，便会由身体吸收，并开始了体内循环。一个成年人每天会分泌大约 4 杯普通纸杯容量的唾液。

唾液腺打头阵

当你看到美味的食物时，你的消化腺首先开始蠢蠢欲动。刚咬下去第一口，你的唾液腺就开始投入工作。唾液里大部分是水，还有一些黏液、白细胞和酶。当你开始咀嚼，唾液里的酶就会帮你分解食物，尤其是淀粉类碳水化合物，例如米饭、面条和面包等。

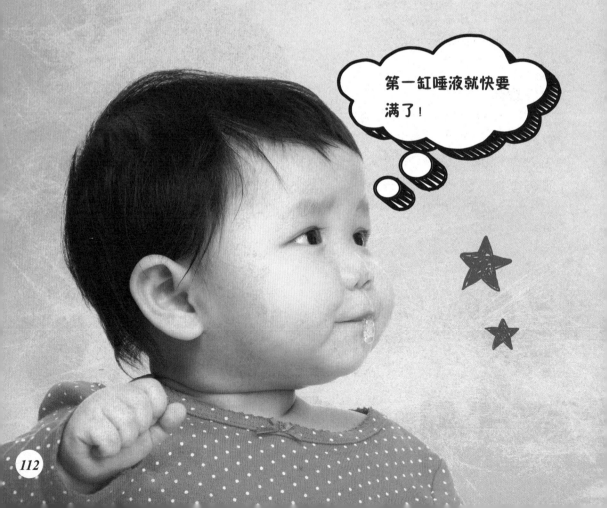

第一缸唾液就快要满了！

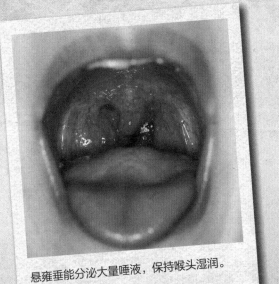
悬雍垂能分泌大量唾液，保持喉头湿润。

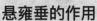

悬雍垂的作用

如果你对着镜子张大嘴巴，就会看见最里面吊着一个奇形怪状的肉垂，像是一个小沙袋，那就是悬雍垂，俗称"小舌"。它到底有什么用，科学家迷惑了很多年，现在终于搞清楚了。当你吃饭时，"小舌"会关闭鼻腔，不让饭跑到鼻子里去。另外，如果没有它的帮助，你说话时就很难发出某些声音。

人睡着的时候，唾液腺的分泌会减少。

唾液的功效

唾液发挥着漱口水的功效，能冲走食物残渣，不让它附着在舌头和牙齿上。唾液里还有抗菌物质，能保护牙齿和牙龈。有时你会发现自己的舌苔发白，那是因为上面覆盖着细菌和死去的细胞，这时你就应该多喝水，并注意自己的口腔卫生。

平滑肌的蠕动

当嘴巴完成咀嚼工作，你就会把食物咽下，将它们送到胃里去。这一路上并不需要重力帮忙，食道里的平滑肌会持续不断地收缩，像波浪那样将食团向前方推进。无论你是坐着、躺着、倒立，还是置身于零重力的太空，都不会影响这一过程。

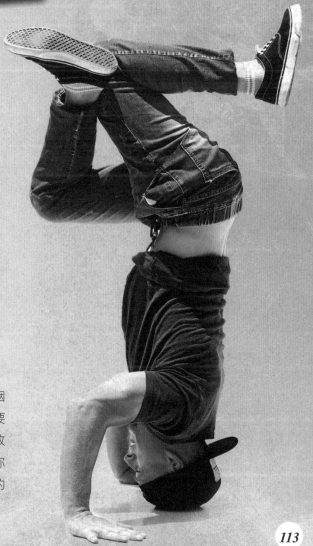

胃酸能将金属溶解

胃的形状就像一颗芸豆。胃负责存放并处理食物，并且会分泌胃液来消灭细菌，而且能帮助消化食物。

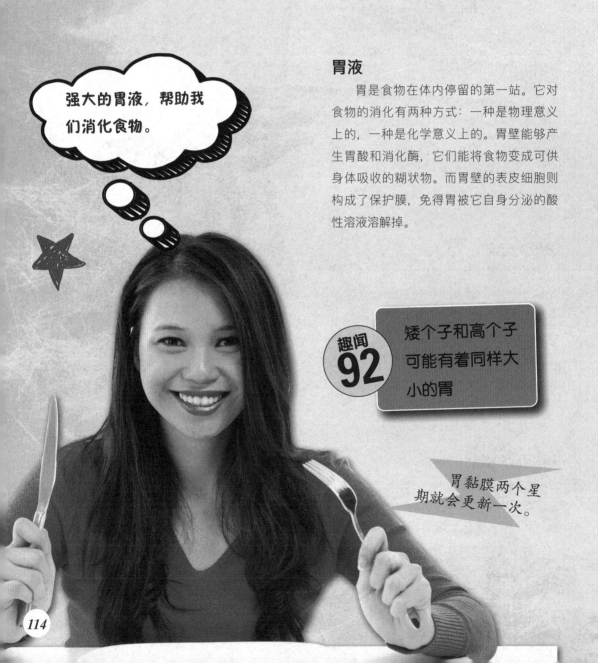

强大的胃液，帮助我们消化食物。

胃液

胃是食物在体内停留的第一站。它对食物的消化有两种方式：一种是物理意义上的，一种是化学意义上的。胃壁能够产生胃酸和消化酶，它们能将食物变成可供身体吸收的糊状物。而胃壁的表皮细胞则构成了保护膜，免得胃被它自身分泌的酸性溶液溶解掉。

趣闻
92
矮个子和高个子可能有着同样大小的胃

胃黏膜两个星期就会更新一次。

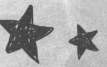

"烧心"的感觉

许多人都感受过"烧心"和消化不良的滋味，它们分别指胸口和腹部的灼烧感，都是胃酸过多造成的。吃得太多太快会让消化系统不堪重负，从而导致种种问题。有时，胃黏膜破损也会出现相同的症状。

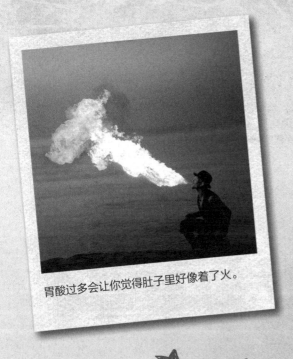

胃酸过多会让你觉得肚子里好像着了火。

搅拌均匀

物理意义上的消化是指胃里的平滑肌将食物来回搅拌，就像洗衣机洗衣服，将食物磨得越来越碎，直到变成浓汤状的东西。你饿的时候，肚子会咕咕叫，就是因为胃里太空，没有食物来掩盖肌肉运动的声音。

弹性十足

胃具有惊人的伸缩性，能装下许多食物和饮料。一个空着的胃大概只有 50 毫升的容积，当你大吃大喝，将其撑到 1.5 升时，胃就会给大脑发送信号，告诉你已经饱了。

趣闻 **93** 如果你拼命给胃里填充东西，胃最多能扩大到原先的80倍

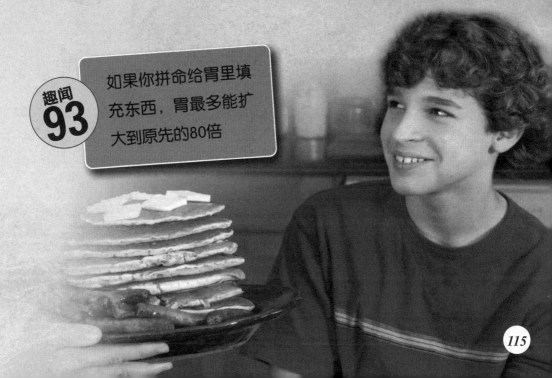

小肠其实很大

小肠在长度上完胜大肠。之所以叫小肠，其实是因为它的宽度比大肠小得多。如果把小肠拉直，它的长度是成人身高的3倍多。

用数据说话

成人小肠的平均长度是6米，但直径为2.5～3厘米。相比之下，大肠只有1.5米，却有6～7厘米宽。小肠紧紧卷成一团，待在腹腔里，大肠则位于它的外侧。

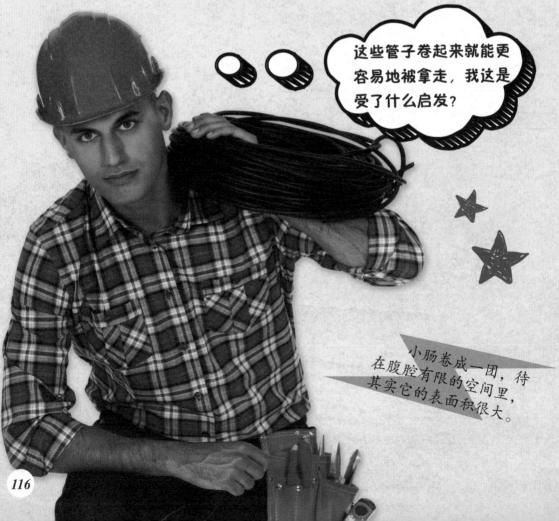

这些管子卷起来就能更容易地被拿走，我这是受了什么启发？

小肠卷成一团，待在腹腔有限的空间里，其实它的表面积很大。

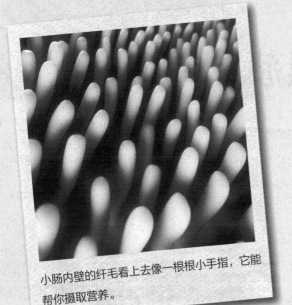

小肠内壁的纤毛看上去像一根根小手指，它能帮你摄取营养。

取其精华

小肠负责接收从胃里过来的糊状食物，提取其中的营养物质，并通过肠壁将养分释放到血液中。为了提高工作效率，小肠的内壁上长了很多纤毛，如果把它们也算在内，小肠内壁的表面积可以达到半个羽毛球场那么大。

去其糟粕

小肠消化不掉的东西都会到达大肠。水分在大肠中被吸收后返回身体，剩下的残渣被挤压得更加结实。如果这些残渣在大肠里停留太久，水分会越来越少，残渣会变得越来越硬，就会难以排出体外，这种情况被称为便秘。

上厕所

消化系统的最后一部分是直肠和肛门。直肠负责储存食物残渣，等积累到一定程度，就会向大脑发送信号，让人去蹲厕所。肛门负责控制排便。当肛门附近的肌肉放松时，肛门就会张开，让人清空直肠内的秽物。

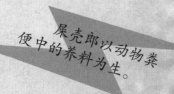

屎壳郎以动物粪便中的养料为生。

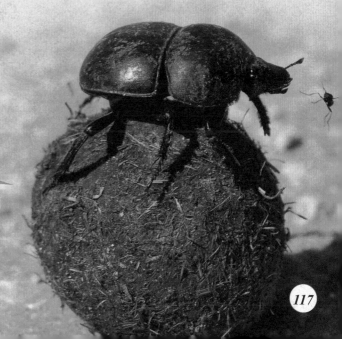

肝脏跟菠萝差不多大

皮肤是人体最大的器官，而肝脏则是最大的内脏。成人的肝脏有菠萝那么大，它的职责之一就是代谢体内的有毒物质。

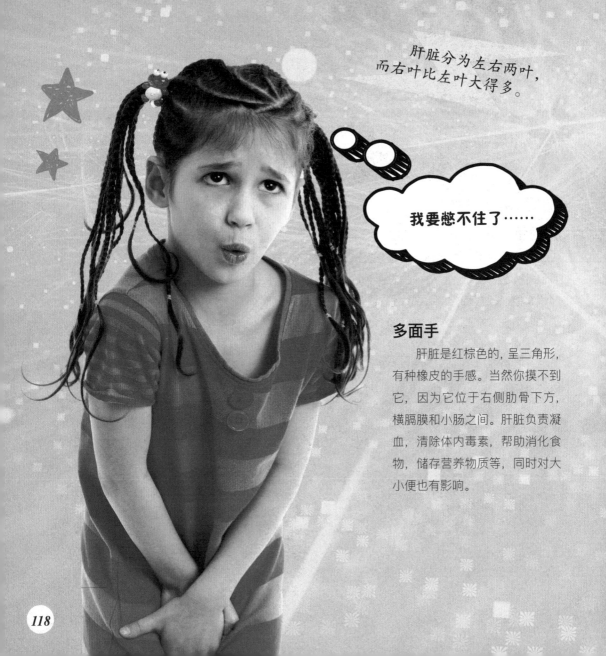

肝脏分为左右两叶，而右叶比左叶大得多。

我要憋不住了……

多面手

肝脏是红棕色的，呈三角形，有种橡皮的手感。当然你摸不到它，因为它位于右侧肋骨下方，横膈膜和小肠之间。肝脏负责凝血，清除体内毒素，帮助消化食物，储存营养物质等，同时对大小便也有影响。

储物柜

当血液进入肝脏之后，血液里的葡萄糖含量会增高，那是因为碳水化合物被分解了。肝脏可以吸收葡萄糖，将其储存起来，在身体需要时释放出来。肝脏还储存许多维生素、矿物质，以及通过血液传输至肝脏的其他营养物质。

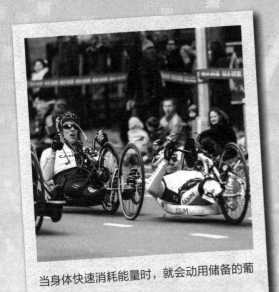

当身体快速消耗能量时，就会动用储备的葡萄糖。

人体需要的大部分热量都是肝脏提供的。

排毒

肝脏是体内极其重要的解毒器官。人体内的一些毒素是外来物质（包括乙醇，以及身体不再需要的药物等），另一些则是体内蛋白质被分解后产生的副产品。这些有害物质在肝脏里被转化成尿素，然后在肾脏里变成尿液，最后被排出体外。

胆汁

胆汁也来自肝脏，对消化系统至关重要，它能将脂肪分解为更小的物质，从而变得更容易吸收。胆汁是一种黄绿色的黏稠液体，平时储存在肝脏下面的胆囊里，需要的时候再注入肝脏。在细菌的作用下，胆汁会变为棕色，然后随食物残渣一起排出体外。

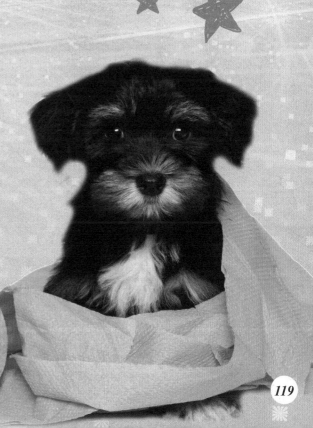

你一天至少要放 10 个屁

　　放屁再正常不过，但有人就是对此谨小慎微。无论你承不承认，你一天会放大大小小 10 ~ 14 个屁。

屁的产生

　　消化系统很容易产生气体，让人放屁不止。其中有些气体是随着吃饭、喝水时一起吞下的，有些是从血液渗入小肠中的，但大部分都是肠胃化学反应所产生的副产品。人体内的一些细菌在分解食物时会释放气体，这些气体必须排出体外，不然会让人胀得难受。

趣闻
97
只有1%的屁很臭，其余的基本没味儿

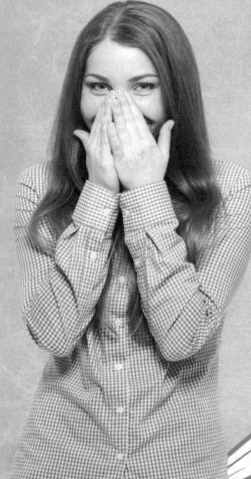

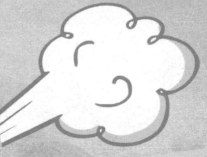

　　嚼口香糖会增加放屁的频率。

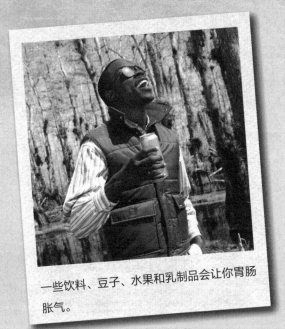
一些饮料、豆子、水果和乳制品会让你胃肠胀气。

超臭的硫醇

屁并非都是臭气熏天，很多都不会被察觉。不幸的是，一些食物会导致臭味产生。白菜和西兰花能释放硫醇，硫醇闻起来就像大蒜和臭鸡蛋的混合物。由于气味非常可怕，于是人们把这种化学物质加入用来烧饭和取暖的天然气里。这样一来，原本无色无味的天然气一旦泄漏，立刻就会被人察觉。

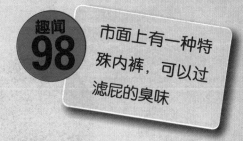

趣闻 **98** 市面上有一种特殊内裤，可以过滤屁的臭味

惊雷乍响

就算你设法解决了气味的问题，放屁的声音还是会让你闹一个大红脸。当屁放出来的时候，气流带动周围的组织一起震动，有时声音较小，有时就比较响亮，这都取决于气流的大小和肌肉的控制。白天你还可以努力地憋住，晚上睡着时就只能顺其自然，这就是卧室空气总不太好的原因之一。

向上还是向下

那么，打嗝和放屁有什么区别？胃里的气体往上走，就会造成打嗝，但小肠里的气体更愿意往下走，从另一头出去。这真是对不起大家……

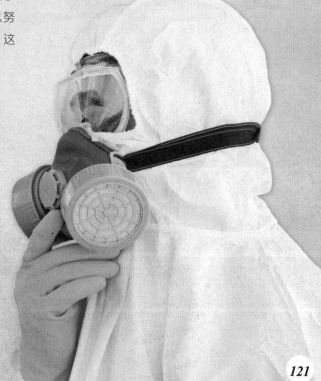

肾脏和鼠标差不多大

绝大多数人都有两个肾脏，每个肾脏的尺寸都跟鼠标差不多大。肾脏位于肋骨下方，身体后侧，负责过滤血液，并将各种废物通过尿液排出体外。

全身血液通过肾脏只需要 5 分钟。

血液过滤器

消化系统将食物里的有益物质进行吸收，剩下的废料有一部分会进入血液，但会在肾脏里被提取出来，然后被移至体外。每个肾脏都有数以百万的被称为肾单位的小过滤器，它们能让肾脏高效地完成任务。

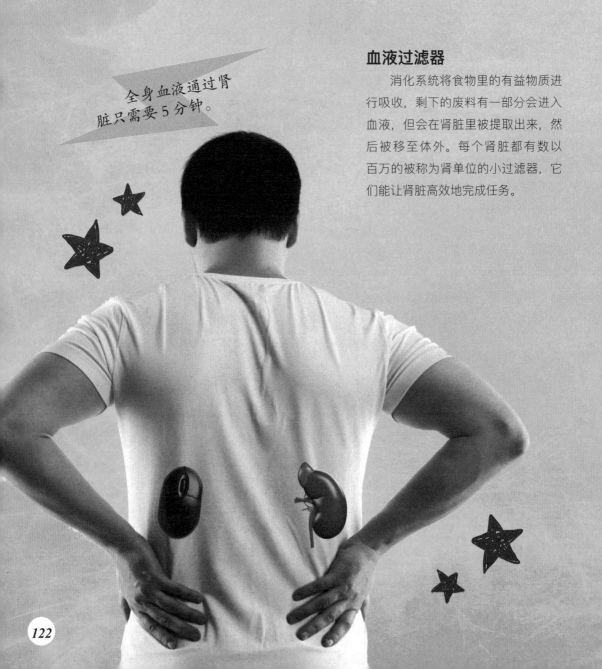

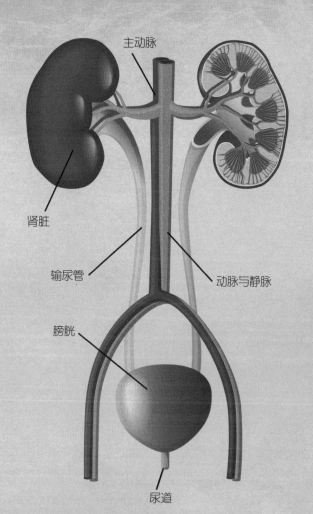

主动脉

肾脏

输尿管

动脉与静脉

膀胱

尿道

尿液的排出

　　每个肾脏与膀胱之间都有一根管子，被称为输尿管。尿液从肾脏流出来，一波一波地进入膀胱，这跟食物在食道里的运动轨迹差不多，同样不受重力和身体姿势的影响。谁没有半夜被尿憋醒的经历呢？

保持水分平衡

　　废物从体内排出会消耗很多水分，因此不要让身体缺水。肾脏负责调节体内的水分，如果你喝水太少，或者出汗太多，肾脏就会减少尿液的产生，以便维持体内的水分平衡。

人只有一个肾脏也能活下去。

肾脏移植

　　肾脏衰竭的患者可以做肾脏移植手术，从而得到一个健康的肾脏。1954 年，历史上首例成功的肾脏移植发生在一对双胞胎身上。研究表明，当人失去一个肾时，另一个肾会长得比原来还大，以便完成原先两个肾的工作。

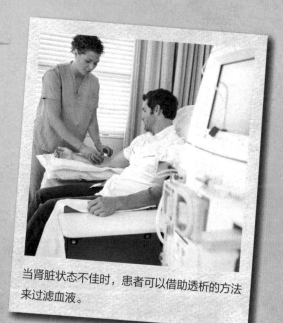

当肾脏状态不佳时，患者可以借助透析的方法来过滤血液。

寒冷的天气会让你尿液增多

气温较低时，身体为求自保，会改变血压，让四肢不再感到寒冷，从而产生更多的尿液。

保持血压平衡

科学家最近才弄明白，为什么天越冷，一个人上厕所就越频繁。这种现象就是冷尿频。当气温降低，你的血管就会变细，这使得血液远离寒冷的皮肤表面，而这种改变会导致血压上升。肾脏察觉到这种变化之后，为了保持体内压力的平衡，就会把更多的液体送进膀胱，结果就是人要不断地排尿。

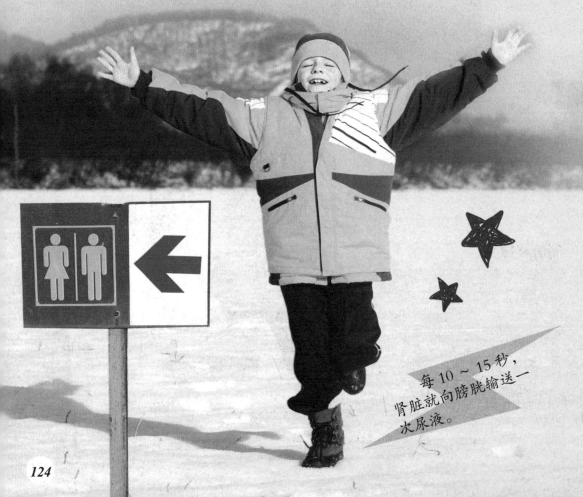

每 10～15 秒，肾脏就向膀胱输送一次尿液。

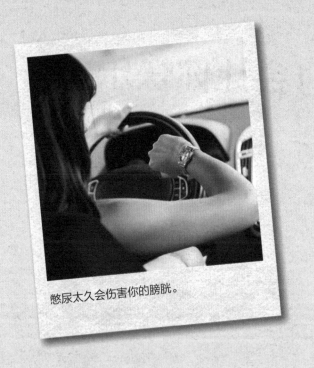
憋尿太久会伤害你的膀胱。

上厕所

一般来说，尿液可以在体内停留1～8小时，因此你不必那么频繁地解手。膀胱半满的时候，大脑就会收到信号，并向你发出上厕所的命令。不过，大部分人都能忍住尿意，再憋一会儿。

警示信号

尿液中的水分含量会决定尿的气味和颜色。当尿为淡黄色，表示你的健康状况良好；如果颜色太深，甚至转为棕色，而且气味还很浓烈的话，就说明你应该立即补充水分。

这是什么味儿

特定的食物也会改变尿液的气味，芦笋是其中的佼佼者，效果立竿见影，它能让尿味变得非常独特，有种潮湿植物的气息。此外，大蒜、咖啡与膨化谷物也有类似的作用。不过奇怪的是，不是所有的人都会受到影响，还有些人的尿液根本闻不出这些气味。

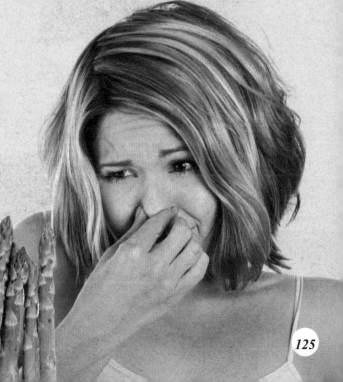

趣闻 101 巧克力会让你快乐

　　身体能合成一种被称为内啡肽的特殊化学物质，它有止痛的功效，能让人倍感愉悦。草莓、巧克力和巴西坚果等食物都能促进这种"开心激素"的产生。

内啡肽

　　内啡肽是一种神经递质，也就是将信号传递到身体各处的化学信使。当人感到恐惧、紧张或疼痛时，身体就会分泌内啡肽，以便阻止大脑接收这些负面信息。女人分娩时，身体会分泌大量的内啡肽，好让她撑过艰苦的分娩过程。这种物质来自脊髓、脑垂体和大脑其他一些区域，它不仅能帮助你消除疼痛感，还会让你感觉良好。

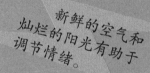

新鲜的空气和灿烂的阳光有助于调节情绪。

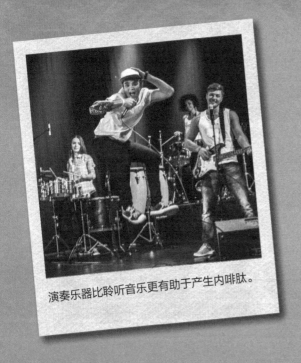

演奏乐器比聆听音乐更有助于产生内啡肽。

快乐时光

除了草莓和巧克力，食用面条、辣椒和牛油果也能刺激内啡肽的分泌。此外，香草和薰衣草发出的香味也有这样的效果。研究表明，大笑、音乐和运动都能促进体内"开心激素"的分泌。

血清素

血清素是一种具有神奇效果的神经传导物质，它能稳定情绪，有助于睡眠，促进伤口愈合。小肠也会分泌血清素，以便消化食物。坚持锻炼、多晒太阳会促进血清素的分泌，多吃坚果、奶酪和红色肉类也对分泌血清素有一定的帮助。

多巴胺与催产素

还有一种神经传导物质叫多巴胺，它控制大脑中专管表扬和奖励的区域，管理我们的情绪。另一种化学物质叫催产素，别名"拥抱荷尔蒙"，它能帮助我们提高社交水平，增强对他人的信任感，维护健康的人际关系等。一个简单的拥抱就能促进体内催产素的分泌。

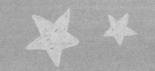

抚摸、拥抱宠物可以促进催产素的分泌。

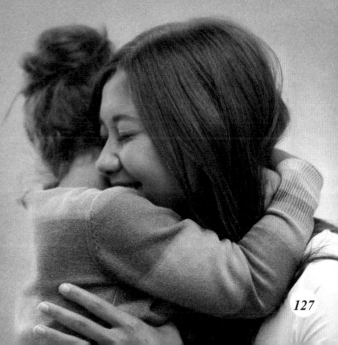